Les Bons Plans anti-cellulite des paresseuses

Marie Belouze-Storm

Les Bons Plans anti-cellulite des paresseuses

•MARABOUT•

Sommaire

À toutes les femmes. Et à toutes les paresseuses, bien sûr, qui assument tant de choses dans leur vie, y compris le désir de se plaire.

Avant-propos

Pourquoi ce guide va vous aider

Tout d'abord parce que le mot *cellulite* (de même que son redoutable acolyte : la peau d'orange) non seulement chagrine toute paresseuse qui se respecte, mais encore lui fait horreur. C'est même son ennemi juré, sa bête noire, sa hantise, son cauchemar ! Et cela se comprend.

Donc, à supposer que nous ne voulions pas employer d'emblée un mot qui fâche et à supposer que nous voulions être politiquement (sinon médicalement) correctes, nous pourrions parfaitement employer des synonymes, voire utiliser des métaphores. On pourrait dire « adipocytes », « graisse », « rondeurs » ou encore « capitons ». Après tout, la paresseuse est habituée à *dealer* avec sa balance et elle ne s'en sort généralement pas trop mal. Quelques kilos en trop, ça va, ça vient et ce n'est pas bien méchant, mais la cellulite, quelle calamité ! On a beau dire, on a beau faire, impossible de s'en débarrasser. Normal : paresseuse ou non, la gente féminine est programmée pour la stocker !

Que la paresseuse se rassure : il existe des moyens de conjurer le sort et c'est bien le propos de ce livre. Tout d'abord, comme il faut bien appeler un chat « un chat », on va parler ouvertement de... cellulite – sous toutes ses formes, sous tous ses aspects et dans tous ses états. En un mot : infiltrer les lignes ennemies pour mieux lui déclarer la guerre. Il faut que vous sachiez à qui vous avez affaire et que vous puissiez identifier la manière dont elle a fait son nid. Car, si vous payez aujourd'hui le prix de vos erreurs passées et avez les cuisses quelque peu enrobées, vous serez aussi récompensée par vos futurs – petits – efforts !

Vous êtes paresseuse, certes, mais vaillante ! C'est pour cela que vous voulez dire « adieu » aux capitons. Cela tombe bien : ce petit guide est fait pour vous. Ce livre va vous apprendre à ne pas baisser les bras, à prendre le problème à bras le corps et à combattre la cellulite sur tous les fronts pour mériter la silhouette de vos rêves. Il va vous montrer comment être patiente et rusée face à des cellules graisseuses intelligentes, habiles et fourbes. Elle ne vous passe rien, la cellulite ? Œil pour œil, dent pour dent : vous n'allez lui faire aucun cadeau !

Car dites-vous que, si ladite cellulite a diverses causes, elle a presque autant de remèdes. De votre assiette à la gym (vous ignoriez que cela puisse exister ?) en passant par des gestes de tous les jours faciles à faire, il y a mille façons de la combattre efficacement, tout en douceur et en paresse – cela va sans dire !

chapitre 1

Comment tout savoir sur la cellulite pour mieux la terrasser

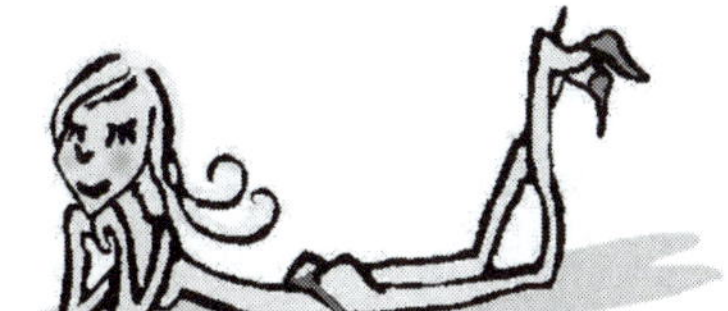

Mais pourquoi est-elle aussi méchante ?

Pester, pleurer, se lamenter, gémir, récriminer, déprimer, fulminer ou maudire la terre entière peut s'avérer fort décevant et parfaitement inutile dans la lutte anti-cellulite d'une paresseuse. Car il existe désormais des solutions de plus en plus efficaces, mais qui toutes exigent patience, persévérance et un certain investissement (il paraît qu'un peu d'activité ne nuit pas). Hérédité, hormones, nutrition, sédentarité, stress, système veineux... pour gagner la guerre, il ne faut pas seulement se contenter de gagner une bataille, il faut avant tout agir sur tous les fronts.

Est-ce beaucoup demander ? Pas du tout, car une paresseuse digne de ce nom ne se laisse pas intimider si facilement !

À n'en pas douter, vous allez, dans l'ordre :

1. arrêter de rêver à un corps qui ne correspond pas du tout à votre morphologie ;
2. ne pas vous laisser décourager par l'ampleur de la tâche ;
3. faire vaillamment un état des lieux ;
4. vous activer un peu ;
5. changer le contenu de votre assiette sans faire de régime ;
6. vous cocooner pour prendre soin de votre petite personne – parce que vous le valez bien.

Mais avant cela et puisqu'une paresseuse avertie en vaut deux, vous avez tout intérêt à lire ce qui suit pour bien connaître l'anatomie et les ruses de votre ennemie.

Les origines du mal

Comment et pourquoi une paresseuse normalement constituée en vient-elle à avoir de la cellulite ? Il faut reconnaître que le problème de la cellulite est d'abord...

Une question de peau

La peau est l'habitat naturel des cellules adipeuses et le lieu où interviennent les échanges et la mise en réserve d'énergie. Pour résumer la situation, disons que la peau comporte trois couches : l'épiderme, le derme et l'hypoderme. Dans l'hypoderme, on retrouve, entre autres, un tissu adipeux qui a trois fonctions primordiales :

1. **Envelopper le corps et assurer sa protection.** Les cellules adipeuses se trouvent partout, réparties dans le corps, sous la peau. Leur rôle consiste à protéger du froid et de la chaleur et à soutenir les organes.
2. **Faciliter les échanges.** L'approvisionnement en substances nutritives et la désintoxication des cellules se font grâce à un tissu très riche en vaisseaux sanguins et lymphatiques.
3. **Mettre l'énergie en réserve.** Les cellules graisseuses emmagasinent des vitamines et des réserves d'énergie pour les périodes de pénurie. Or, c'est surtout à cause de cette troisième fonction que le bât blesse ! En effet, un système nerveux complexe dirigé par l'hypothalamus pilote le stockage des graisses (les triglycérides) pour les libérer en cas de besoin ; un stockage qui s'effectue sous la peau, dans des lobules graisseux. La fabrication (et le stockage), de ces graisses – ou plus précisément la transformation « lipides + calories + eau » en graisse – est appelée « lipogenèse ».

DE CAUSE À EFFET

Vos cellules graisseuses se développent à des périodes précises :

- **Lors des 3 derniers mois de votre gestation (selon les habitudes nutritionnelles de votre mère).**
- **Durant la 1re année de votre vie.**
- **À l'adolescence, avec la mise en place du système hormonal dès les premières règles.**
- **À partir de 35/40 ans, en signe précurseur de la ménopause.**
- **Et, indiscutablement, lorsque vos muscles manquent d'action et donc de tonicité !**

Les adipocytes à la loupe

Lesdites cellules graisseuses sont appelées « adipocytes » et sont, chez les femmes, perpendiculaires à la surface cutanée. Elles sont irriguées grâce à une vascularisation spécifique (une petite artère et une petite veine) et contiennent des récepteurs hormonaux.

Les adipocytes stockent et déstockent essentiellement des triglycérides, qui composent 85 % du tissu gras ; ce dernier contient aussi 10 % d'eau et 5 % de matières sèches. Un adipocyte moyen mesure environ 80 microns, mais sa taille peut varier de 20 à 200 microns selon l'état nutritionnel. Et comme une paresseuse ne se laisse jamais mourir de faim...

SOYONS PRÉCIS

Les principales substances qui composent les graisses et sont stockées dans les adipocytes (ou cellules adipeuses) sont les triglycérides, les phospholipides et le cholestérol.

D'autre part, il existe deux types de tissus adipeux : la graisse blanche et la graisse brune. Par conséquent, il existe aussi deux types d'adipocytes : les adipocytes blancs (ceux qui nous font des misères) et les adipocytes bruns (que l'on trouve uniquement chez les animaux qui hibernent et chez les nouveau-nés).

Jusque-là tout va bien ! Ou presque...

Il arrive en effet que le système de régulation du stockage (ou du déstockage) des corps gras se dérègle. Sous l'influence de facteurs alimentaires ou hormonaux, les adipocytes – à la base au nombre de 20 à 25 milliards ! – peuvent alors gonfler et se remplir (de graisse bien sûr). Les causes ? Une alimentation excessive et trop riche en sucres ou en corps gras, des facteurs hormonaux, des problèmes circulatoires, le stress ou la sédentarité. Ils peuvent ainsi augmenter leur taille de manière considérable : en cas de suralimentation, vos cellules vont prendre jusqu'à 50 fois leur volume d'origine. De plus, les adipocytes stockent les lipides jusqu'à un volume critique, mais au-delà de cette taille maximale, votre ticket n'est plus valable et l'adipocyte, ne pouvant plus stocker de graisses, déclenche la formation d'une nouvelle cellule de stockage appelée « préadipocyte ». Si l'apport en graisses est trop important pour être emmagasiné dans vos quelque 20 milliards d'adipocytes, ceux-ci vont se diviser, multipliant leur nombre par 10 (soit 200 milliards) !

On peut certes maigrir et vider les adipocytes de leur surcharge graisseuse, mais on ne peut jamais en réduire le nombre, sauf avec une liposuccion. C'est pour cette raison que l'on reprend très facilement le poids perdu après l'arrêt d'un régime hypocalorique : les adipocytes sont toujours là, prêts à stocker, pour le plus grand malheur de notre garde-robe ! Il suffit de baisser sa garde et voilà la cellulite qui pointe le bout de son nez !

Ces amas de cellules graisseuses emprisonnées et compressées par des cloisons de tissu conjonctif et qui s'agencent comme les mailles d'un filet donnent un aspect capitonné à l'épiderme. C'est ce que l'on appelle « la peau d'orange », un phénomène particulièrement remarquable, comme vous l'avez sans doute constaté, dans certaines régions du corps comme les cuisses et les fesses, mais aussi les genoux, les bras et le ventre.

UN MAL POUR UN BIEN ?

Le tissu graisseux a bien d'autres rôles que celui de vous gâcher l'existence. La graisse assure la protection des organes internes, amortit les chocs et se révèle un très bon isolant thermique. Le tissu adipeux permet aussi au corps d'entreposer, en plus de l'énergie, des vitamines et de l'eau (un tiers des réserves d'eau du corps y est stocké). Enfin, la graisse a un rôle de différenciation sexuelle puisque la silhouette dite « standard » d'une femme et celle d'un homme montrent une inversion de la topographie du tissu adipeux : basse chez l'une, haute chez l'autre.

Des bouchons dans les tissus !

En situation normale, les adipocytes constituent la réserve d'énergie de l'organisme en stockant les lipides issus de l'alimentation et en les déstockant en fonction des besoins du corps. Si la consommation de ces graisses par l'organisme et le stockage s'équilibre, la taille des tissus graisseux reste normale. Quand les réserves de glucides (ou sucres) sont épuisées (jeûne, efforts physiques intenses, froid, etc.), le corps puise dans les adipocytes. Dans ce cas, la graisse va se transformer en énergie : c'est la lipolyse ou déstockage des graisses. Le sang assure le transport de cette énergie libérée et alimente les cellules qui en ont besoin.

En revanche, si le stockage des graisses se fait de manière trop abondante par rapport aux besoins, les adipocytes augmentent de taille et forment des capitons qui, en grossissant, occupent de plus en plus de place ! En effet, le derme a la faculté de mettre en réserve des calories non brûlées, sous forme de graisse. Le corps fonctionne comme une balance : quand les apports nutritionnels sont supérieurs à la dépense énergétique, il y a excès. Une partie de cet excès est éliminée, mais le corps a le pouvoir de faire des réserves et d'y puiser en cas de manque – la nature est bien faite ! Dans ce cas-là, les cellules adipeuses se gonflent pour former de grosses boules et déformer les membranes cellulaires. Et si vous continuez sur la mauvaise pente, ces amas deviennent de plus en plus importants, ils durcissent et s'épaississent.

En s'hypertrophiant, les adipocytes compriment au passage les petits vaisseaux sanguins sous-cutanés et lymphatiques ainsi que les fibres de collagène. Cette compression entraîne un mauvais drainage de l'eau et des toxines, la circulation sanguine et lymphatique se fait moins bien, le collagène ne se multiplie plus et une rétention d'eau sous-cutanée s'installe. Cette réaction en chaîne complexe entraîne une perte d'élasticité du derme et une diminution d'oxygénation du tissu – ce qui, dans les régions musculaires, va se solder par une asphyxie du muscle et un manque de tonicité.

LA PEUR DE MANQUER

Chez la femme, le taux de graisse moyen représente entre 18 et 25 % de son poids, tandis que, chez l'homme, elle n'en représente en général que 10 à 15 %. Cette différence est due au fait que la femme devra, à un certain moment de sa vie, nourrir un fœtus puis un nourrisson sur ses propres réserves. La nature est décidément bien faite !

PLEINS FEUX SUR LA LYMPHE

La lymphe pompe, draine, fournit aux cellules leur nourriture et véhicule 75 % des déchets sanguins. Sa circulation est lente : elle a un rythme circadien (sur 24 heures). Lorsque cette dernière est altérée, les déchets dus au fonctionnement cellulaire stagnent, un engorgement se produit et le fléau de la cellulite montre le bout de son nez ! En outre, une mauvaise circulation de la lymphe entraîne un vieillissement cutané, des problèmes veineux et bien d'autres pathologies.

À chacune sa cellulite !

« Pourquoi moaaaaa ?! » Parce que la paresseuse est une cible facile et que nulle n'est parfaite ! D'ailleurs, si cela peut vous consoler, vous n'êtes pas la seule à... en avoir ! Minces ou rondes, petites ou grandes, nous sommes presque toutes concernées. Sans compter que la cellulite a une fâcheuse tendance à se développer sur les cuisses (c'est la fameuse culotte de cheval), la partie interne des genoux, les fesses, les mollets, le ventre, la face interne des chevilles, les hanches et les bras. Bref, sur toutes les parties du corps qui, comme par hasard, seront mises en évidence par des tenues particulièrement sexy et autres maillots de bain de circonstance ! Et pour compliquer les choses, il existe plusieurs types de cellulites. Explications...

La cellulite adipeuse

Souvent liée à un problème de poids et à une prédisposition à faire du gras, elle est un peu molle et indolore au pincement.

Ses zones de prédilection : le ventre, les hanches et les cuisses.

La cellulite aqueuse

C'est la cellulite des minces par excellence. Due à une mauvaise circulation veineuse et lymphatique et à des déséquilibres hormonaux, elle rime avec *rétention d'eau* et *problèmes circulatoires*. Elle est assez souple au toucher.

Ses zones de prédilection : les cuisses, les mollets, les chevilles et les bras.

La cellulite mixte

Mélange des deux types de cellulite précédemment cités, elle est parmi les plus fréquentes.

Ses zones de prédilection : un peu partout !

La cellulite fibreuse

Elle colle au corps depuis très longtemps et se trouve incrustée dans les tissus. Sclérosée et un peu violacée, elle est sensible voire carrément douloureuse au pincement. À force de gonfler, l'adipocyte comprime les vaisseaux et étouffe le tissu conjonctif qui n'est plus assez oxygéné : les lobules graisseux sont enserrés dans une nasse de fibres rigidifiées. C'est bien sûr la plus difficile à déloger.

Ses zones de prédilection : les cuisses et les genoux.

STOP À L'EXPANSION

Les scientifiques peuvent désormais bloquer la prolifération des adypocites chez la souris. En effet, l'on sait aujourd'hui que la régulation interne des adipocytes est altérée par une protéine appelée « ERK ». Résultat : malgré plusieurs semaines de régime riche en graisses, aucun des rongeurs dont le gène de l'ERK a été désactivé n'est devenu obèse. Il ne reste plus qu'à élaborer le médicament humain correspondant.

Nous ne sommes pas toutes égales face à la cellulite

Toutes les paresseuses sont-elles logées à la même enseigne ? Pas forcément. Certaines minces ont de la cellulite quand d'autres, plus dodues, n'en ont pas ou presque pas. Vous pourriez en tirer la conclusion que la cellulite est génétique, et ce ne serait pas entièrement faux. Méfiez-vous cependant des conclusions hâtives. Car, si nous ne sommes pas toutes égales devant la cellulite, puisque nous naissons avec un capital d'adipocytes, c'est-à-dire avec un nombre très précis de cellules graisseuses variant d'une femme à l'autre, il est aussi vrai que de multiples facteurs et comportements permettent ou non à cette tendance génétique de s'exprimer (il en va de même pour bien des gènes).

Les adipocytes se multiplient jusqu'à l'âge de 18 ans. Ils stockent ensuite des graisses et, par conséquent, augmentent de volume. Mais il vous appartient de gérer votre capital. Si vous grossissez, vous stockez de la graisse et risquez d'avoir de la cellulite – c'est logique – ; mais si vous perdez du poids dans le cadre de régimes à répétition, vous finirez aussi par avoir plus de cellulite. Il est donc fortement déconseillé de jouer les Yo-Yo ! Autre exemple : votre peau, en vieillissant, va devenir plus fine et perdre de son élasticité – c'est inéluctable. Et qui dit « peau distendue » dit « cellulite ». Il n'appartient qu'à vous de faire suffisamment de sport pour prévenir ce relâchement et vous forger de beaux muscles capables de la soutenir. Un dernier exemple : l'alcool et le tabac sont des facteurs prépondérants dans le développement de la cellulite. À vous d'être raisonnable et suffisamment concernée par votre santé.

Conclusion : pour parvenir à vous débarrasser de votre cellulite, en réduire son volume ou, s'il n'est pas trop tard, prévenir son apparition, jetez un coup d'œil sur ce qui suit pour savoir reconnaître les facteurs qui favorisent son développement.

Question de chromosomes XX

À l'évidence, être femme, c'est accepter (enfin, pas trop !) que la graisse corporelle se loge en priorité sur les hanches, les fesses et les cuisses. C'est ce que l'on appelle « la répartition gynoïde », à l'inverse de la répartition androïde – celle des hommes – qui se fait plutôt au niveau de la partie supérieure du corps. Cette disposition gynoïde des graisses est liée à des facteurs génétiques (les chromosomes X de la femme) qui font tout simplement que la femme est femme, avec une voix féminine, des seins, moins de muscles que les hommes et plus de graisse. La graisse située au niveau des hanches, des cuisses et des fesses est une zone « naturelle » de stockage destinée à faire face à d'éventuels besoins. Grossesses, allaitement et famines... On a ou, du moins, on avait dans le passé toutes les bonnes raisons de stocker... et plus que de raison !

La paresseuse réagit : Malheureusement, non. Car il faut bien se faire une raison : la cellulite est un fléau typiquement féminin. 90 % des femmes en sont atteintes à divers degrés, contre 2 % des hommes à peine.

Question de peau

L'architecture de la peau ne respecte pas l'égalité des sexes non plus. Les lobules graisseux cutanés sont plus gros chez les femmes (et en forme de grappe, s'il vous plaît !) que chez les hommes. Les petits veinards n'ont donc pas (ou pratiquement pas) de cellulite. Des recherches réalisées en Belgique et aux États-Unis ont confirmé que c'est à cause de la différence fondamentale de structure qui existe entre le tissu graisseux de l'homme et celui de la femme. Chez les femmes, la graisse est composée de petites membranes fibreuses et fines ayant une orientation perpendiculaire (vers la surface de la peau). Chez les hommes, ces membranes ont une orientation oblique (vers le muscle, en profondeur) et sont plus épaisses et plus résistantes. Résultat : les hommes n'ont quasiment pas de cellulite, même quand ils prennent beaucoup de poids.

Le « capitonnage » des lobules féminins, comparable à celui des matelas, forme de petites boules sous-cutanées. Et lorsque la peau manque de fermeté, elle ondule en suivant le sommet des lobules sous l'épiderme. La surface cutanée prend alors un aspect disgracieux de peau d'orange.

La paresseuse réagit : En demandant conseil à son médecin ou son pharmacien.

Question de poids

Lorsque l'on s'arrange pour absorber plus de calories que l'on en brûle, le corps stocke ce dont il n'a pas besoin sous forme de dépôts graisseux, provoquant ainsi un gonflement maximal des cellules adipeuses. La cellulite est donc due à un excès d'énergie, mais aussi à l'encrassement des tissus. En temps normal, les cellules se nourrissent, se réparent et se renouvellent en permanence. Les substances nutritives y sont brûlées, ainsi que les aliments non digérés. Mais si vous surchargez votre organisme, les aliments non digérés, ou digérés en partie, qui devraient être éliminés via le flux lymphatique, s'accumulent dans le tissu adipeux. Du coup, entre bouchons et gonflements, la capacité de stockage des cellules est vite dépassée et les tissus mal irrigués. Vos cuisses et vos fesses font alors le lit de la cellulite et servent de véritables « parcs de stationnement » de longue durée pour toutes les impuretés de votre métabolisme !

La paresseuse réagit : Vous tenez entre vos mains la clé de votre succès à venir. C'est parfait !

Question de Yo-Yo... hormonal

Les hormones féminines, spécialement les œstrogènes, favorisent la cellulite en détendant le tissu conjonctif et en encourageant le stockage d'eau et de graisse. En effet, le système veineux et lymphatique est particulièrement malmené chez les femmes en raison des fluctuations hormonales mensuelles, notamment avant les règles. Il en est de même lors de la prise d'une pilule mal dosée ou lors des premiers mois de la grossesse où la production d'œstrogènes monte en flèche. C'est également le cas à l'approche de la ménopause, lorsque le fonctionnement des ovaires commence à être perturbé et que le métabolisme de base ralentit – ce qui ne manque pas de faire grossir si l'on garde la même alimentation et que l'on manque d'activité physique.

La paresseuse réagit : Il est temps de réagir et de revoir tout votre mode de vie. Ce petit guide va vous y aider chapitre après chapitre.

POUR LA BONNE CAUSE

Si vous prenez de la cellulite durant la grossesse, pas de panique ! Le phénomène est lié à l'influence des hormones (œstrogènes et progestérone), dont le nombre augmente de manière considérable, ainsi qu'au poids que vous prenez. Ne profitez pas de cette période pour vous laisser aller à tous vos instincts (alimentaires) et, si votre grossesse se déroule normalement, pratiquez une activité physique douce et massez-vous gentiment et longuement les hanches et le ventre pour activer votre circulation.

Question de médicaments

Certains médicaments favorisent la formation de cellulite. C'est le cas des corticoïdes, des anti-inflammatoires, des antidépresseurs, des neuroleptiques et, en règle générale, de tous les médicaments qui entraînent un dérèglement du système hormonal, augmentent la production des œstrogènes ou ralentissent le métabolisme de base. Pour prendre un exemple, les traitements anti-inflammatoires à la cortisone provoquent une rétention d'eau et un gonflement des cellules graisseuses. C'est pourquoi les traitements à base de corticoïdes demandent le suivi d'un régime pauvre en sodium.

La paresseuse réagit : Renseignez-vous auprès de votre médecin.

IN ET OUT

La cellulite résulte d'un stockage excessif des graisses ou lipogenèse. Quand l'excès disparaît, les graisses se dégradent : c'est la lipolyse. Lipolyse et lipogenèse sont deux phénomènes liés.

Question de prédisposition génétique

La prédisposition génétique, c'est la manière dont évolue le capital initial de cellules graisseuses (ou tout autre capital génétique) inscrit dans votre code génétique. Cependant, si l'héritage génétique est très important en ce qui concerne la cellulite, différents facteurs prédisposant à la cellulite sont aussi héréditaires (production d'hormones, morphologie, habitudes alimentaires) – ce qui ne veut pas dire que vous aurez obligatoirement de la cellulite et que vous êtes maudite si votre mère ou votre sœur en ont. La preuve : prenons le cas de deux vraies jumelles (génétiquement identiques donc) ayant une prédisposition héréditaire pour la cellulite, mais élevées par des familles différentes. Une famille a un mode de vie sain, c'est-à-dire une alimentation équilibrée et des activités physiques régulières, l'autre famille a de mauvaises habitudes alimentaires et est sédentaire. Que croyez-vous qu'il arriverait ? La première jumelle, malgré son handicap génétique, aura une probabilité minime d'avoir de la cellulite ! Car, qu'il s'agisse de graisse, d'intelligence, de capacité de communication ou de talent, l'environnement joue un rôle essentiel dans la gestion du capital héréditaire.

La paresseuse réagit : Même s'il est difficile de lutter contre l'hérédité, vous pouvez pour le moins essayer d'éviter que vos gènes ne s'expriment plus que de raison. Si votre cellulite est familiale, misez très tôt sur une bonne hygiène de vie en adoptant une alimentation équilibrée, en pratiquant des exercices physiques de raffermissement musculaire et en ayant recours à des massages et autres soins anti-cellulite.

Question de circulation sanguine

Lorsque la circulation sanguine est perturbée, le manque d'irrigation dans certaines régions du corps entraîne l'apparition de cellulite. La cellulite, installée sur les trajets veineux, enserre les veines et vaisseaux sanguins et entrave un peu plus la circulation. Vous voyez le cercle vicieux ? L'insuffisance veineuse favorise la formation de cellulite qui est responsable de varices, qui elles-mêmes aggravent l'insuffisance veineuse (voir chap. 2).

La paresseuse réagit : Évitez de porter tous les jours des vêtements serrés et des chaussures à talons hauts. Marchez aussi souvent que vous le pouvez et portez des collants de contention si vous avez des problèmes de circulation dans les jambes (il en existe aujourd'hui de très jolis).

Question de déséquilibre hormonal

L'excès d'œstrogènes, qui accompagne souvent les troubles des règles (syndrome prémenstruel), est à l'origine de la rétention d'eau. C'est pourquoi beaucoup de femmes ont les seins, les jambes et le ventre qui gonflent quelques jours avant l'arrivée de leurs règles. Engendrés par la puberté, la grossesse et la ménopause, les déséquilibres hormonaux favorisent également l'apparition de cellulite et de vergetures sur les jambes. Même si vous n'êtes pas encore concernée, sachez que la période la plus critique est certainement celle de la ménopause, car les variations hormonales qui l'accompagnent sont très importantes.

La paresseuse réagit : Limitez votre consommation de sel et buvez au moins 1,5 litre d'eau par jour pour lutter contre la rétention d'eau (voir chap. 2 et 3).

Question de contraception

Certaines pilules contraceptives mal dosées en œstrogènes et en progestérone peuvent être responsables de rétention d'eau, de cellulite et même d'une prise de poids – ce qui reste relativement rare de nos jours.

La paresseuse réagit : Demandez conseil à votre gynécologue qui vous prescrira une autre pilule si nécessaire ou vous orientera vers d'autres moyens de contraception.

Question de sédentarité

C'est peut-être un sujet qui fâche, mais il faut savoir que le manque d'activité physique est fatal à la paresseuse ! Il favorise une mauvaise irrigation sanguine et une mauvaise évacuation des déchets. D'ailleurs les femmes qui travaillent assises toute la journée risquent d'avoir de la cellulite sur les fesses. En position assise, le tissu conjonctif se relâche et les muscles fessiers sont écrasés. Résultat : la combustion des graisses est insuffisante, le sang circule mal et la cellulite s'installe.

De plus, le manque d'activités physiques diminue la consommation d'énergie. De ce fait, les surplus alimentaires se transforment en graisse et les cellules, perdant leur capacité à produire l'énergie nécessaire à l'organisme, entraînent un ralentissement du métabolisme. Et quand le métabolisme ne tourne pas à plein régime... on grossit !

La paresseuse réagit : Chaussez vos baskets ! Vous devez avoir une activité physique régulière (voir chap. 4). Plus vos muscles seront forts, plus votre dépense d'énergie sera importante et plus vos tissus seront actifs dans la lutte contre votre ennemie jurée.

Question de mauvaises habitudes alimentaires

L'excès de sucre et d'alcool est particulièrement néfaste à la silhouette de la paresseuse, car le trop-plein se transforme en graisse et favorise l'engorgement des cellules. Et comme votre corps peut stocker de la graisse sans aucune limite ou presque, tout ce superflu va gentiment se déposer dans les zones à problèmes ! Manger trop, avoir une alimentation riche en graisses ou en hydrates de carbone, ou des habitudes alimentaires anarchiques au quotidien augmentent la synthèse et le stockage du gras, donc de la cellulite. Cela ne fait pas l'ombre d'un doute !

Ne pas boire assez d'eau ou abuser du sel a les mêmes effets. Les échanges de fluides dans l'organisme sont entravés et les résidus toxiques du métabolisme cellulaire ont du mal à s'éliminer et ont tendance à s'engorger (les cellules fonctionnant comme une usine qui produit diverses choses utiles, mais aussi des résidus toxiques qui doivent être régulièrement évacués).

La paresseuse réagit : Combattez vos mauvaises habitudes alimentaires. Limitez votre consommation de sucre et d'alcool et veillez à faire trois repas équilibrés chaque jour (voir chap. 3).

Question de stress

Si vous êtes stressée, votre organisme produira « naturellement » des hormones pour lutter contre ce stress (elles augmentent votre pression sanguine, font battre votre cœur plus fort, augmentent vos réflexes, etc.). Mais si vous êtes « chroniquement » stressée, vous risquez de tomber dans un cercle vicieux fatal pour votre ligne. Les hormones du stress (cortisol ou aldostérone), sécrétées alors en trop grandes quantités, vont vous faire grossir afin de pallier à un éventuel stress supplémentaire !

Conclusion : le stress engendre généralement une rétention d'eau, une moins grande mobilisation de la graisse et une élévation du taux de sucre dans le sang (glycémie). Ainsi, les femmes qui mènent une vie fatigante et stressante ont, un jour ou l'autre, de la cellulite.

La paresseuse réagit : Mettez-vous au yoga ou à toute autre activité qui vous aidera à vous relaxer.

LES ENFANTS ONT-ILS DE LA CELLULITE ?

Certes, les bébés ont les fesses capitonnées, mais il s'agit là d'un excès de tissus graisseux et des plis de la peau qui ressemblent à de la cellulite, sans en être vraiment.

La prévention de la cellulite devrait commencer de bonne heure. Les petites filles et les adolescentes qui font du sport ont rarement des cuisses cellulitiques ! Et tans pis si vous avez dépassé l'adolescence : vous devez absolument vous y mettre. Vos cuisses resteront indemnes grâce à une alimentation équilibrée, un poids stable et normal et une activité physique régulière mobilisant surtout le bas du corps.

Réponses à toutes les questions que vous vous posez... sur les capitons

De quoi satisfaire à bon escient la curiosité de la plus paresseuse des paresseuses !

Les femmes minces peuvent-elles avoir de la cellulite ?

Oui, et ce n'est que justice !

Car les minces peuvent aussi présenter un déséquilibre entre la quantité de graisse corporelle et la masse musculaire, c'est-à-dire une proportion importante de graisse associée à une petite musculature, tout en maintenant un poids bas ou normal. Et cet excès de graisse, associé à l'action des hormones féminines et aux modifications de la circulation lymphatique, finira presque toujours par générer de la cellulite chez la plus mince des minces (attention ! on ne parle pas ici d'anorexie).

Il n'est donc pas rare de voir des femmes minces avec de petits amas graisseux. Et comme la graisse localisée (ou cellulite) est sensible aux hormones et se trouve être en relation avec le nombre total des cellules graisseuses de l'individu, les minces peuvent avoir une quantité de cellulite disproportionnée par rapport à leur corpulence générale.

Les femmes fortes peuvent-elles échapper à la cellulite ?

En principe, elles n'y échappent guère !

Une femme maigre prenant une petite quantité de graisse et ayant peu de cellules graisseuses en règle générale peut avoir l'air, au premier coup d'œil, d'avoir plus de cellulite qu'une femme obèse. De fait, ses cellules graisseuses subiront une plus grande altération du fait de leur moindre nombre. Mais la même quantité de graisse chez une femme forte passera plus inaperçue, puisqu'elle sera, en quelque sorte, noyée dans une quantité plus importante de masse grasse, chaque cellule étant aussi moins altérée. Mais bien sûr, mince ou grosse, ne vous faites pas d'illusions : plus on prend de poids, plus la cellulite devient alarmante !

Les mannequins qui s'affament peuvent-ils quand même avoir de la cellulite ?

Bien sûr, puisque leurs photos seront retouchées pour les magazines !

En ce qui concerne la cellulite, ce n'est souvent pas le poids qui est en cause, mais l'équilibre entre la masse grasse et la masse maigre, ainsi que la localisation de la graisse. Un mannequin peut ne pas peser grand-chose, mais présenter des muscles atrophiés ! C'est ce qui arrive à celles qui ont une tendance naturelle à être minces, mais qui se moquent pas mal du sport ou de la diététique. Le peu de cellules graisseuses qu'elles accumulent est distribué dans leurs toutes petites cellules, compressant les microveines et formant de ce fait des capitons !

Les athlètes de haut niveau échappent-elles à la cellulite ?

Pas forcément !

Même si les athlètes ont très peu de graisse corporelle, elles n'échappent pas toujours à la cellulite (exception faite des marathoniennes). Car, après tout, ce sont des femmes comme les autres. Elles ont beau avoir un poids normal et une composition corporelle idéale, elles n'en auront pas moins un peu de graisse concentrée sur les hanches et les fesses, du fait de l'action des hormones féminines qui contribuent à ce dépôt localisé ; un dépôt qui finit par leur valoir de la cellulite tôt ou tard, surtout quand leur niveau d'activité physique diminue.

Existe-t-il une différence entre la cellulite et la graisse localisée ?

Ce n'est qu'une question de répartition !

La graisse, c'est de la graisse ! Et la cellulite, c'est aussi de la graisse. Mais le tout n'est pas forcément homogène ou réparti aux mêmes endroits chez les paresseuses. Certaines ont de la graisse localisée telle une protubérance, comme la culotte de cheval. D'autres ont une graisse distribuée de manière homogène sur les hanches, les fesses et les cuisses, sans nécessairement former des tubercules. Le processus d'apparition de la cellulite et de la graisse régionalisée, localisée ou généralisée a des causes semblables : hormones féminines, excès de graisse dans la composition corporelle et apports caloriques trop importants. Vous verrez au fil de ce livre que, comme toutes les causes n'ont pas les mêmes effets, les traitements anti-cellulite diffèrent également.

Prendre de la graisse, c'est aussi gagner de la cellulite ?

Pas systématiquement !

Il est clair que l'augmentation du tissu graisseux joue un rôle important dans le processus de formation de la cellulite, mais pas uniquement. Disons que la cellulite apparaît à cause de l'augmentation de graisse dans des zones qui lui sont *a priori* favorables (les fesses et les hanches chez la femme). Quant à l'augmentation de la masse grasse, elle est le fait d'erreurs alimentaires et surtout de l'action des hormones, qui « dirigent » l'excès de graisse vers les régions susmentionnées. Conséquence : la graisse, en excès dans les zones en cause, stimule la compression des microveines, perturbe le système lymphatique et devient de la cellulite.

Quel est le principal facteur de l'apparition de la cellulite ?

Le simple fait d'être une femme !

Et en dépit du caractère odieux de la chose, la cellulite fait partie de la condition féminine. Le tissu graisseux de la femme y est naturellement prédisposé, en particulier à cause de ses hormones. C'est, hélas, pour cela que la paresseuse, qui ne cessera pas d'être femme de sitôt, devra se battre encore et toujours contre sa cellulite !

Les graisses alimentaires en excès sont-elles responsables du surpoids ?

Il n'y a pas de fumée sans feu !

L'excès de graisse corporelle provient d'une alimentation qui apporte trop de calories par rapport aux besoins réels. Bref, si vous mangez trop ou mal, vous grossirez et risquez d'avoir de la cellulite. Mais attention, si le gras attire le gras, c'est-à-dire que l'excès de graisses ingérées est déposé sous forme de graisse, l'excès d'hydrates de carbone (sucres) est lui aussi transformé en graisse (voir chap. 3).

La pilule contraceptive favorise-t-elle la cellulite ?

Il n'y a plus de raisons !

Les hormones contenues dans la pilule contraceptive provoquent des modifications semblables à celles de la grossesse, mais à une échelle moindre. Les pilules trop dosées peuvent faire grossir, mais cet inconvénient n'a plus de raison d'être grâce aux nouvelles pilules microdosées sur le marché depuis des années.

Le syndrome prémenstruel aggrave-t-il la cellulite ?

Sans doute !

Il existe une relation relativement évidente entre le syndrome prémenstruel (période précédant les règles) et la cellulite. Le syndrome prémenstruel est provoqué par une action hormonale à son maximum – ce qui se traduit souvent par de la rétention d'eau associée à l'aggravation d'une cellulite existante (voir chapitre suivant).

La grossesse empire-t-elle la cellulite ?

Hélas, oui !

La grossesse favorise certainement la cellulite. D'abord à cause des hormones féminines, qui sont à leur plus haut niveau et augmentent les dépôts de graisse dans des zones particulièrement féminines ! Elles altèrent la circulation dans les veines et les microveines et retiennent l'eau dans le corps – des modifications qui toutes jouent un rôle important dans l'apparition de la cellulite. La grossesse empire aussi la cellulite de celles qui ont tendance au surpoids et qui se laissent aller à tous leurs instincts durant cette période bénite !

La cellulite est-elle douloureuse ?

Légèrement !

Surtout si elle est « ancienne » (on emploie le terme « indurée »), la cellulite s'accompagne parfois d'une sensibilité douloureuse de la peau quand on la touche ou quand on la pince. Une raison de plus pour s'en débarrasser !

A-t-on plus de risques d'avoir de la cellulite quand on travaille surtout assise ?

Théoriquement oui...

... mais aucune étude scientifique ne l'a vraiment prouvé. Dans le doute, si vous passez votre temps assise derrière votre ordinateur, accordez-vous des pauses, étirez-vous, arpentez les couloirs de votre bureau (visez plus loin que la machine à café), montez et descendez l'escalier, enfin tout ce que vous voudrez, mais bougez un peu plus que vos doigts et vos yeux !

Pourquoi tous ces petits « trous » disgracieux sous ma peau ?

Au secours !

Les dépressions, excavations, creux – appelez-les comme vous voulez – sont de « petits trous » franchement inesthétiques ! Ils font, hélas ! partie du processus de développement de la cellulite. Les amas graisseux se sont laissé emprisonner dans des logettes fibreuses qui sont déformées et boursouflées. Prenez-en votre partie ou prenez les armes !

Y a-t-il des différences entre la peau blanche et la peau noire concernant la cellulite ?

Pas de différence !

La cellulite touche avant tout les tissus sous-cutanés (sous la peau) ; l'aspect de la peau elle-même n'est altéré que secondairement. La couleur de la peau n'a donc pas d'influence sur l'apparition ou la quantité de cellulite. En revanche, tout comme les couleurs sombres font paraître plus minces, il se peut que les peaux foncées aient la chance de mieux masquer la peau d'orange.

La cellulite est-elle associée à des troubles de la circulation ?

Cela peut arriver !

L'insuffisance veineuse, parfois elle-même sous l'influence de modifications hormonales, contribue au développement de la cellulite et l'aggrave. En cas d'importants troubles vasculaires des membres inférieurs (crampes, varices, gonflements, etc.), vous devez consulter votre médecin traitant.

La cellulite apparaît-elle à partir de l'adolescence ?

Même pas !

La production de graisse, plus que la cellulite proprement dite, démarre dès la naissance et même peut-être avant, dans le dernier mois de gestation du fœtus. Les bébés, qu'ils soient filles ou garçons, ont déjà les fesses capitonnées ! Puis, au moment de la puberté, le garçon fabrique des hormones mâles. De ce fait il maigrit, perd de la graisse corporelle et renforce sa musculature. Quant aux filles, leurs adipocytes migrent vers les cuisses et les hanches, se multiplient et constituent des réserves en stockant l'eau et les lipides issus de l'alimentation. Ciel, que le monde est mal fait !

Pour venir à bout de la cellulite, faut-il faire un régime ?

Oui, mais pas n'importe comment !

Tout amaigrissement ne peut pas être mis sur le compte d'une diminution de la graisse corporelle. Il existe en effet de fausses pertes de poids, dont beaucoup de régimes éclairs ou de cures amaigrissantes à la mode savent tirer parti. Les résultats « positifs » affichés par la balance sont en réalité une preuve d'échec, dès lors qu'ils proviennent d'une perte en eau et/ou en muscles. Dans ces cas-là, les coussins de graisse restent intacts.

Lorsqu'on a vraiment des kilos en trop, il est certain que les perdre est le premier pas dans la lutte anti-capitons – ce qui ne signifie pas pour autant que vous allez voir disparaître complètement votre peau d'orange. Quant aux régimes trop stricts, ils n'ont pas d'effets sur la cellulite. D'une façon générale, tout régime trop rapide diminue la masse musculaire et la quantité d'eau contenue dans le corps, mais pas la masse grasse. En effet, il faut du temps pour attaquer les réserves de graisse. On peut donc sembler fondre à vue d'œil et garder sa culotte de cheval. Vous allez creuser vos joues et perdre des seins si vous souhaitez vous débarrasser de votre cellulite en vous affamant, mais vous garderez malheureusement vos petits amas graisseux.

Au lieu de faire tout et n'importe quoi, rabattez-vous sur les bons conseils que vous trouverez au fil de ces pages. Pour vous, rien que pour vous, tout sur la diététique anti-cellulite, les exercices physiques, les crèmes amincissantes (traitement minimal d'un mois), les massages ou, de manière plus radicale, les interventions médicales lourdes comme la liposuccion (si le cœur vous en dit).

Pourquoi maigrir ne règle-t-il pas le problème de la cellulite ?

Parce que le problème est complexe !

La quantité de graisse est un facteur important dans la présence de cellulite, mais ce n'est pas l'unique facteur, comme vous le savez déjà. Le poids n'est pas primordial ; ce qui l'est, c'est votre proportion de masse grasse / masse maigre (voir chap. 2 et 4). Perdre du poids ne règle pas entièrement le problème de la cellulite, car la graisse qui se loge dans les régions de prédilection, comme les hanches et les fesses, est beaucoup plus difficile à éliminer que celle qui se trouve répartie dans le reste du corps.

Lorsque vous maigrissez, vous obligez votre organisme à puiser dans ses réserves certes, mais seule une partie d'entre elles vont répondre à votre sollicitation pressante. Il s'agit de celles basées dans le haut du corps – la graisse du ventre fond d'ailleurs en premier. La graisse située dans la partie inférieure du corps a une structure différente et s'avère beaucoup plus difficile à mobiliser – la culotte de cheval ne se laisse pas faire si facilement ! Mais après tout, vous non plus !

Quand faut-il prévenir et traiter le problème de cellulite ?

C'est quand vous voulez !

Il n'y a pas d'âge pour avoir une alimentation correcte et se mettre au sport. D'une part pour des raisons esthétiques, mais aussi pour vous maintenir en forme et en bonne santé. Car en dehors d'un problème de cellulite, l'excès de graisse et le surpoids augmentent le risque de diabète, de maladies cardiovasculaires et même de certains cancers.

Que peut faire une paresseuse pour se débarrasser du problème ?

Lire ce livre et prendre le taureau par les cornes !

Ce petit guide va :

- vous encourager à faire une évaluation objective de votre problème ;

- vous proposer une alimentation saine anti-cellulite et des exercices physiques pas trop fatigants, mais efficaces ;
- vous dissuader de vous laisser aller à vos mauvais démons (comme l'alcool, la cigarette et le farniente) ;
- vous informer de façon réaliste sur les différents traitements et moyens mis à votre disposition pour diminuer votre cellulite ;
- vous exhorter à prendre soin de vous-même pour conserver ou retrouver un mode de vie susceptible de mettre toutes les chances de votre côté dans votre quête de beauté et d'harmonie.

20 FAÇONS DE NE PAS SE LAISSER ENVAHIR PAR LES ADIPOCYTES

1. Gardez confiance en vous !

En attendant de vous débarrasser de votre cellulite, apprenez à mettre en valeur certains de vos atouts. À supposer que vous ayez les fesses un peu enrobées et une culotte de cheval un tout petit peu prononcée, pourquoi ne pas afficher un beau décolleté ou de jolies gambettes ?

2. Oubliez la balance !

Le poids et la silhouette sont deux choses différentes : sur la balance, 1 kg de muscles équivaut bien à 1 kg de graisse, mais les deux n'ont pas du tout le même effet sur le look. L'harmonie de la silhouette est plus « parlante » que le poids affiché sur le pèse-personne. L'important, c'est de vous sentir bien, d'être bien proportionnée et surtout d'être en forme !

3. Déstressez !

Sinon vous allez grossir ! Si vous n'arrivez pas à vous détendre, n'hésitez pas à vous offrir régulièrement un massage relaxant, une séance « bien-être » au sauna ou à pratiquer une discipline qui vous apprendra à rester zen (yoga, tai-chi, etc.)

4. Soyez patiente !

Plus votre cellulite est ancienne et fibrosée, plus vous aurez de boulot. Traiter la cellulite réclame de la patience, de l'attention et le respect des rythmes biologiques de votre organisme. Courage et patience sont vos atouts et le prix à payer pour en venir à bout !

5. Lâchez-vous !

Évitez de porter des vêtements trop serrés, qui, en vous compressant, ralentissent les échanges du système lymphatique et font, par conséquent, le lit de la cellulite.

6. Arrêtez de fumer !

Le tabac stopperait net l'action de certains oligoéléments jouant un rôle dans l'action des enzymes favorables à la lipolyse (déstockage des graisses). De plus, l'association pilule/tabac est néfaste pour le système vasculaire et la circulation – ce qui encourage indirectement la cellulite.

7. Ne vous prélassez pas plus qu'il n'en faut !

Il y a des périodes dans la journée où la graisse va tantôt être stockée, tantôt être libérée. C'est bien connu : l'organisme stocke surtout après les repas. Un trop gros dîner ou une sieste après le déjeuner peuvent donc aggraver votre cellulite. Ce n'est pas étonnant puisque l'énergie que vous dépensez dans ces cas-là est à son minimum, alors que vous avez pléthore de glucides, de lipides et d'insuline dans le sang !

8. Bougez-vous !

Si votre organisme est en demande énergétique – c'est le cas durant un effort physique –, la lipolyse (déstockage des graisses) finira par l'emporter – au bout d'une quarantaine de minutes d'efforts – sur la lipogenèse (stockage).

9. Ne vous « relâchez » pas trop !

Si vous êtes enceinte, n'arrêtez pas toute activité physique pour autant et faites-vous suivre par un diététicien ou un nutritionniste si vous constatez que vous prenez trop de poids.

10. Ouvrez l'œil !

Informez-vous, documentez-vous, lisez des articles, des livres (c'est bien de commencer par celui-ci), et voyez ce qui correspond le plus à vos besoins, à votre personnalité et à votre mode de vie. Mieux vous serez informée, mieux vous pourrez agir pour combattre la cellulite.

11. Ne soyez pas naïve !

Ne croyez pas tout ce que racontent les publicités sur les traitements miracles et autres poudres de perlimpinpin : s'il existait réellement un traitement de choc, on le saurait ! En revanche, il y a des bons plans anti-cellulite pour toutes les paresseuses qui veulent prendre soin d'elles !

12. Soyez vigilante !

Le combat que vous vous apprêtez à mener est une lutte de longue haleine, car vous pouvez fabriquer différents types de cellulites à différents moments de votre vie !

13. Soyez vaillante !

70 millions ! C'est le nombre de cellules que le corps renouvelle chaque jour. Armez-vous de courage pour que vos cellules graisseuses ne fassent pas trop de zèle !

14. Ne la laissez pas s'installer !

Car si la cellulite naissante peut être facile à résorber, la cellulite installée est évidemment plus difficile à traiter. Et si elle n'est pas nécessairement associée à un problème de poids (puisque la quasi-totalité des paresseuses a de la cellulite, mais pas forcément de problème de poids), vous avez tout intérêt à agir et à réagir avant qu'un déséquilibre à long terme ne s'installe et ne soit à l'origine de développements fort... inesthétiques.

15. Fuyez la chaleur

Les bains d'eau trop chaude sont un vrai désastre pour la circulation sanguine.

16. Ne vous exposez pas !

À trop de chaleur, de bains de soleil, de saunas bouillonnants, etc. Votre circulation sanguine en pâtirait et vos cuisses aussi !

17. Sachez où sont vos limites...

... et apprenez à vivre avec vos (quelques) imperfections. Vous n'attendez pas des autres qu'ils soient parfaits : pourquoi espérez-vous l'être ?

18. Ne vous comparez pas aux autres !

Vous êtes unique et sans aucun doute pleine de qualités, de possibilités et de talents.

19. Ne vous bercez pas trop d'illusions...

Vous ne deviendrez jamais un top model du jour au lendemain, même si vous en avez la morphologie. Et, de toute façon, est-ce vraiment votre but ? La voix de la raison vous susurre que, si vous perdiez « seulement » une partie de vos petits amas graisseux, ce serait déjà merveilleux !

20. Restez motivée !

Il n'est pas question de suer sang et eau (soyons réaliste : ce n'est ni dans vos gènes, ni dans vos cordes, ni dans vos intentions), il s'agit plutôt de cultiver un élan qui vous pousse à agir sans délai pour vous débarrasser de votre problème de... enfin vous savez quoi.

chapitre 2

Comment ne pas laisser s'installer la chose

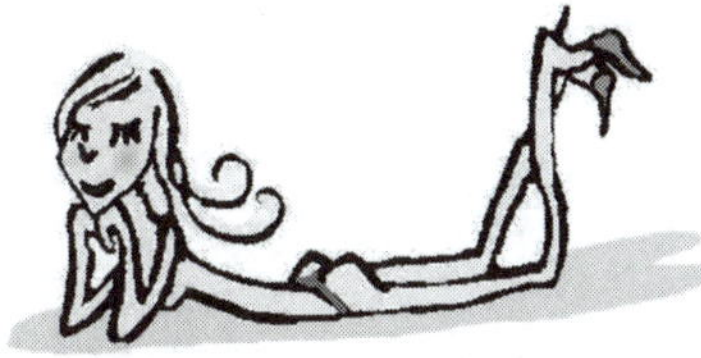

La cellulite : une fatalité ?

De la cellulite, on en a toutes. Et s'il s'agit d'une malédiction universelle, encore faut-il savoir pourquoi elle s'installe, comment ne pas la laisser proliférer et comment la déloger. Car la graisse n'est pas une fatalité et la paresseuse ne va pas s'en laisser conter si facilement !

Ces hormones qui vous capitonnent

Il y a des moments de la vie d'une paresseuse particulièrement propices au développement des capitons. En résumé, toutes celles durant lesquelles les hormones féminines fluctuent – et ce ne sont pas les occasions qui manquent :

- **À la puberté,** quand les œstrogènes vous octroient, avant même que vous n'ayez eu le temps de dire « ouf », un beau déploiement de tissus graisseux sur vos hanches, vos fesses et vos cuisses.
- **Pendant la grossesse,** quand votre corps produit une quantité impressionnante d'hormones, provoquant ainsi l'apparition de cellulite – au cas où vous n'en auriez pas encore.
- **Pendant la ménopause ou la périménopause,** quand les graisses ont plus tendance à être stockées qu'à être brûlées.
- **Et, bien sûr, durant les cycles mensuels,** quand les œstrogènes et la progestérone jouent au Yo-Yo.

Une paresseuse digne de ce nom a donc intérêt à savoir ce qui se passe dans son corps et à être vigilante pour déjouer les pièges de ces fameuses hormones qui font sa féminité et lui valent aussi un tant soit peu de... cellulite.

La paresseuse : un paquet d'hormones monté sur Prada®

D'une façon générale, les hormones sont des molécules produites par une glande ou par un tissu et transportées par le sang pour agir sur un organe ou sur un autre tissu situé à distance. Ce sont de véritables « messagers » qui coordonnent l'activité de milliards de cellules du corps humain.

Les hormones féminines (œstrogènes et progestérone) sont produites par les ovaires et apparaissent à la puberté. Elles sont responsables – en particulier les œstrogènes – de la maturation de la muqueuse utérine, de l'apparition des premières règles et des caractères sexuels dits « secondaires » (comme les seins), ainsi que de l'accumulation de la graisse dans le bas du corps !

Les œstrogènes

Ils sont fabriqués par les ovaires du début à la fin du cycle menstruel, avec un pic de 24 heures durant l'ovulation et un effondrement provisoire au moment des règles.

Mieux vaut le savoir : les œstrogènes sont responsables de la fabrication et du maintien de la graisse. Et attention : pas n'importe laquelle, puisqu'il s'agit de la graisse gynoïde, typiquement féminine ! Il faut vous faire une raison : cette graisse est nécessaire à la reproduction de notre espèce. Car, si les œstrogènes interviennent sur le poids – et donc la cellulite, en provoquant une importante rétention d'eau et de sel –, on ne peut même pas leur en vouloir. En effet, si le corps féminin n'était pas envahi par ce type d'hormones, il resterait androgyne. Vous imaginez le scénario : finis les jolis seins, les courbes appétissantes, tous ces atouts qui font de nous des *sex machines* ! Et ce n'est pas tout, les œstrogènes ont d'autres bons côtés puisqu'ils maintiennent la masse musculaire. Or, plus on est musclée, plus on consomme de l'énergie, et donc moins on grossit...

La progestérone

La progestérone est fabriquée par les ovaires au moment de l'ovulation, et ce jusqu'aux règles suivantes. Elle a pour fonction principale de préparer la muqueuse utérine à l'accueil éventuel d'un œuf fécondé. De plus, elle contrebalance la fougue des œstrogènes.

Si la progestérone n'est pas coupable des rondeurs féminines, elle peut paradoxalement accroître la rétention d'eau engendrée par les œstrogènes – d'où une sensation de gonflement avant les règles appelée « syndrome prémenstruel » (voir « La paresseuse lutte contre le couple infernal cellulite / rétention d'eau », p. 74).

La testostérone

C'est une hormone mâle. Vous êtes surprise ? Rassurez-vous : vous n'en fabriquez pas à la pelle ! Les hormones mâles sont produites par les ovaires et les glandes surrénales (sur chacun des deux reins). Votre cerveau et votre peau y sont sensibles, mais également votre poids. Un excès de testostérone entraîne plus de muscles mais aussi plus de graisse. Un avantage ? Absolument : la quantité de ces hormones détermine votre appétit sexuel !

LES PETITS PLANS DANS LES GRANDS

- **Bon plan n° 1 – Mangez des féculents pour les sucres lents qu'ils contiennent !**
- **Bon plan n° 2 – Détendez-vous pour ne pas voir votre taux de cortisol grimper et votre ceinture abdominale en pâtir !**

• Bon plan n° 3 – **N'attendez pas d'avoir l'estomac dans les talons pour manger ! Vous risqueriez des coups de pompe, voire des malaises, dus à des pics d'hypoglycémie, c'est-à-dire une chute du taux de sucre dans le sang.**

Ces hormones qui pactisent avec le gras

Qui dit « hormones » dit « gras ». Cela ne fait pas de doute. Leur perpétuelle évolution fait qu'elles ont une influence plutôt négative sur votre silhouette, en dépit de ce que vous pouvez manger. Mais attention : *cellulite* ne rime pas nécessairement avec *déséquilibre hormonal* ! En effet, la cellulite frappe même les paresseuses dont les hormones féminines sont parfaitement équilibrées – ce qui fait d'elle un « caractère sexuel secondaire », un problème presque exclusivement féminin. Cependant, la cellulite est particulièrement sensible aux hormones féminines. Il est donc important d'être attentive à votre équilibre hormonal dans les différentes situations de votre vie (prise de la pilule, grossesse, périménopause, etc.) si vous voulez arriver à contrôler votre masse grasse (donc votre cellulite).

Quand les hormones creusent l'appétit…

… la paresseuse veille à ne pas stocker de la graisse !

Il y a des moments où vous dévorez tout ce qui vous tombe sous la main ? Plus particulièrement avant vos règles ? C'est la progestérone, prédominante pendant la seconde moitié du cycle, qui est responsable de vos malheurs. Car les œstrogènes, dont la sécrétion est plus importante dans la première moitié du cycle, auraient plutôt tendance à vous couper l'appétit pendant la période d'ovulation et pendant vos règles (c'est déjà pas si mal !).

L'on peut supposer que vos fringales sont plutôt du genre aliments sucrés ? De préférence en sus et en dehors des repas ? Ne culpabilisez pas : vous avez quelques excuses ! C'est bien connu : les sucres permettent de lutter contre la déprime et la fatigue d'avant les règles et stimulent la fabrication de sérotonine, une hormone régulatrice de l'humeur. En revanche, ces sucres ne manquent pas de se transformer en graisse, qui, bien entendu, va se loger aux plus mauvais endroits... C'est donc une bonne raison pour réfréner vos pulsions !

Kilos vite pris signifient « dépôt de graisse irrégulier » et *dépôt de graisse* veut dire « nodules de cellulite » ! Quant à perdre *illico presto* ces petits amas disgracieux en faisant un régime éclair, n'y pensez même pas : vous risqueriez de voir également fondre vos bras, votre visage, vos seins et surtout vos muscles !

Conclusion : en s'arrondissant, que ce soit à cause du cycle hormonal, d'une alimentation déséquilibrée ou d'un manque d'exercice physique, on aggrave toujours son cas. Car le surpoids est un facteur de surproduction d'hormones, hormones qui sont elles-mêmes grandes pourvoyeuses de cellulite et accélèrent son évolution vers des stades où il devient plus dur de s'en débarrasser. Ne vous inquiétez pas : il n'y a pas de quoi désespérer (voir chap. 3).

Quand les hormones s'amenuisent...

... la paresseuse veille à rester bien dans sa peau !

En vieillissant, on a toutes naturellement tendance à prendre de la masse grasse. La dure réalité est que l'on en prend 1 g par jour dès l'âge de 20 ans et que la répartition masse grasse / masse maigre nous joue aussi des tours. Puis, avec l'âge, les tissus cutané et sous-cutané perdent de leur souplesse et de leur élasticité – deux phénomènes qui peuvent accroître les problèmes de cellulite. À partir de 30 ans, les muscles diminuent au profit de la graisse : 3 kg de muscles en moins par décade ! Sans compter que le métabolisme (dit « métabolisme de base ») ralentit – ce qui signifie que les cellules consomment moins d'oxygène et dépensent moins d'énergie (donc de calories) même au repos. Bilan : la cellulite a plus de mal à fondre. Au fil du temps, la cellulite dérègle l'équilibre hormonal qui lui-même augmente la graisse corporelle.

Le tableau vous paraît un peu sombre ? Ne vous laissez pas décourager pour autant par ce triste bilan : vous avez des atouts de votre côté ! D'une part, vous possédez des hormones qui permettent de façonner harmonieusement votre corps et qui sont destructrices de graisse et génératrices de masse musculaire. Ces championnes du *fitness* sont :

- la testostérone ;
- la progestérone (elle donne faim, mais augmente la masse musculaire) ;
- la déhydroépiandrostérone (ou DHEA) ;
- l'hormone de croissance ;
- les hormones thyroïdiennes. Ces dernières (dont l'iode est un important composant) agissent en augmentant le métabolisme basal, en favorisant la synthèse des protéines et en augmentant la sensibilité à l'adrénaline (bien utile en cas de stress). Bonne nouvelle : le taux des hormones thyroïdiennes varie peu avec l'âge (à vérifier quand même à l'approche de la ménopause).

En résumé, les hormones agissent sur le stockage ou la perte de tissu adipeux. Contrairement au cortisol et à l'insuline, qui facilitent l'accumulation des graisses (voir p. 55-56), certaines hormones inhibent le stockage et aident même au déstockage : il s'agit de l'hormone de croissance, des hormones sexuelles (notamment la testostérone), ainsi que des hormones thyroïdiennes.

Comment booster ces championnes de la lutte anti-cellulite ? En ayant une alimentation pauvre en glucides (sucres), en évitant les régimes trop stricts et en faisant de l'exercice. Vous ferez ainsi d'une pierre deux coups, car les hormones efficaces dans la lutte anti-cellulite sont aussi celles qui vous maintiennent en bonne santé et augmentent votre espérance de vie.

Quand les hormones jouent aux plus malignes...

... la paresseuse veille à ne pas grossir !

Le tissu adipeux a longtemps été considéré comme inactif, voire amorphe ; or, il n'en est rien ! Graisse et hormones sont intimement liées et leur interaction a un impact sur la quantité de cellulite que vous avez ou que vous risquez d'avoir. En effet, ces hormones jouent un rôle primordial dans le comportement alimentaire, l'accumulation ou, au contraire, la fonte de la masse grasse. Certaines (décrites ci-après) sont produites et dirigées à partir des réserves de graisses de l'organisme. Gare aux ennuis donc si vous vous trouvez en situation de surpoids !

Pour que la leptine vous coupe l'appétit

La découverte de l'hormone baptisée « leptine » (du grec *leptos* qui signifie « mince ») a montré le lien existant entre le système nerveux central et le tissu adipeux. Cette hormone, sécrétée principalement par le tissu adipeux, informe le cerveau sur l'état des réserves énergétiques et régule les stocks de graisse dans l'organisme. En d'autres termes, lorsque le niveau de graisse de l'organisme dépasse un certain seuil, le taux de leptine augmente dans le sang et indique au cerveau qu'il est préférable de diminuer les besoins en nourriture. L'organisme s'autorégule et l'on se met alors naturellement à manger moins (en principe !).

Selon les études scientifiques, la quantité de leptine produite par les adipocytes est d'autant plus élevée que la masse grasse est importante. Une plus grande quantité de cette hormone devrait logiquement réduire l'appétit des personnes en surpoids. Or, il n'en est rien et les études démontrent qu'en réalité, les obèses ont une réponse moindre à la leptine. En effet, leur cerveau ne serait pas sensible à l'augmentation des réserves adipeuses et donc ne réagirait pas. Ainsi grossir peut dérégler le centre de l'appétit ; d'ailleurs, vous l'avez peut-être déjà constaté : plus on mange, plus on a faim !

Pour que la sérotonine vous empêche de craquer

La sérotonine est un neuromédiateur qui transmet les informations aux cellules nerveuses. Elle agit, entre autres, sur le moral (c'est l'hormone de la bonne humeur), le sommeil, le stress et joue également un rôle dans le comportement alimentaire, car elle est synthétisée à partir du tryptophane, un acide aminé indispensable à la sensation d'appétit. Un niveau de sérotonine trop bas, soit à cause d'une alimentation déséquilibrée, soit à cause du stress, pourrait ainsi provoquer une véritable ruée sur les aliments sucrés – qui font augmenter son taux. Et comme il faut beaucoup de glucides pour fabriquer de la sérotonine, les affamées de sucre grignotent impulsivement et craquent plusieurs fois par jour pour s'adonner à leur drogue douce !

Évidemment, ces pulsions sucrées déséquilibrent encore plus l'alimentation, car les produits sur lesquels on se reporte en cas de fringale sont souvent sucrés et gras – d'où un excès de glucides simples et de lipides, et donc de calories. Pour maintenir votre taux de sérotonine au top et garder la ligne tout en restant de bonne humeur, mettez votre paresse de côté et ne zappez pas le chapitre 3 consacré à l'alimentation anti-capitons !

Pour que le cortisol ne vous enrobe pas

Parmi les hormones responsables des bourrelets et autres poignées d'amour, l'insuline et le cortisol ne sont pas innocents de tout crime. Le cortisol est une hormone jouant un rôle de messager. Sur commande du cerveau, il est libéré dans le sang par des glandes situées au-dessus des reins. En cas de stress, il stimule le système nerveux central, accroît le phénomène de rétention d'eau et augmente le taux de glucose sanguin (l'énergie disponible). Il stimule le métabolisme des protéines (pour réparer une lésion) et régule la pression sanguine. Le cortisol est aussi anti-inflammatoire et anti-allergique ; c'est pourquoi des molécules de la même famille, comme la cortisone, sont utilisées comme médicaments contre les inflammations, les allergies (asthme), les rejets de greffe, etc.

Mais comme le cortisol est surtout l'hormone du stress, il peut grimper en flèche, modifier divers paramètres de l'organisme et faire grossir ! En effet, il existe un lien entre le cortisol et la graisse abdominale, car, lorsque le stress est chronique, il induit un flot constant de cortisol qui va stimuler l'insuline. Or, l'on sait que celle-ci encourage le stockage des graisses (voir ci-après).

Pour que l'insuline ne vous donne pas les crocs

L'insuline est une hormone sécrétée par le pancréas, qui agit sur la grande majorité des cellules de l'organisme, à l'exception de certaines comme les cellules nerveuses. Elle permet l'assimilation du sucre apporté par l'alimentation et favorise son utilisation par les cellules ou sa mise en réserve dans le foie, les muscles et... les tissus graisseux.

Pour que les pics d'insuline ne vous donnent pas une faim de loup et que le trop-plein de glucides ne se transforme pas en lipides qui font le nid de votre cellulite, évitez donc les orgies de sucre. Ces dernières vont engendrer des variations intempestives de votre taux d'insuline et vous dérégler au passage. Adoptez plutôt une alimentation riche en protéines et en oméga-3, mais pauvre en glucides (voir chap. 3). Lancez-vous également dans la pratique régulière d'une activité physique !

AVANTAGE FÉMININ

Les hommes et les femmes sont inégaux devant les risques liés à l'obésité. Cette dernière entraîne une fréquence accrue de diabètes de type 2, de maladies coronariennes et de décès prématurés chez l'homme, alors que les femmes sont relativement protégées... jusqu'à la ménopause (seulement !).

Le régime : suspect n° 1

Maigrir... grossir... maigrir... grossir... Les régimes « Yo-Yo » sont les alliés privilégiés de vos capitons ! Autant être directe : aucun régime strict ne viendra à bout de votre cellulite ! Au contraire : vous affamer entraînera un stockage beaucoup plus massif de graisse. Avis aux pros des régimes en tout genre !

Les régimes « Yo-Yo » : un mécanisme cauchemardesque

La production d'adipocytes est particulièrement importante durant la première année de vie et leur nombre augmente habituellement jusqu'à l'âge de 15 ans. Après cet âge, l'on dispose normalement d'un nombre fixe d'adipocytes. Lorsqu'on grossit, on commence par remplir ses adipocytes sans en multiplier le nombre.

N'oubliez pas qu'un adipocyte est déjà 8 fois plus gros qu'une cellule classique et qu'il peut grossir jusqu'à multiplier sa taille par 50 ! Et attention : si cette hypertrophie ne suffit pas à pallier l'apport de graisse et que celle-ci ne peut être emmagasinée comme il se doit dans les quelque 20 milliards d'adipocytes, ceux-ci vont se diviser, pour passer de 20 à... 200 milliards ! Et si l'on peut vider les adipocytes de leur surcharge lipidique, on ne peut en revanche jamais en réduire le nombre (sauf avec une liposuccion). C'est pour cette raison que l'on reprend très facilement le poids perdu même si l'on fait un régime strict. D'ailleurs, si vous voulez tout savoir, 95 % d'entre eux échouent sur la durée. De plus, les régimes répétés poussent l'organisme à s'économiser et à se montrer de moins en moins dépensier : habitué à économiser tout apport, il va se permettre de stocker tout excès. En effet, lorsque l'apport énergétique diminue de façon importante, le corps, affamé, tire la sonnette d'alarme et met le métabolisme sur le programme « économie d'énergie » : il brûle alors très peu de calories ! Dès lors que le régime s'achève, l'organisme revient difficilement à son métabolisme habituel. Et l'on en arrive à ce que l'on appelle « l'effet accordéon » ou « effet Yo-Yo ». L'alimentation se « renormalise », le poids augmente rapidement et un nouveau régime s'avère nécessaire... L'affirmation « Les régimes font grossir » se base sur ce phénomène ! Plus vous ferez des régimes, plus vous jouerez au Yo-Yo, plus vous perdrez de muscles et plus vous prendrez de poids ! Quant aux résultats positifs affichés temporairement par la balance, ils ne seront qu'un leurre s'ils proviennent d'une perte en eau et/ou en muscles car, dans ces cas-là, vos coussinets de graisse, eux, resteront foisonnants !

C'est donc une certitude : une alimentation stricte sur un laps de temps limité n'est pas le gage d'un régime sérieux et efficace. Si vous avez vraiment des kilos à perdre (quelle que soit l'importance de votre cellulite), il vous faut tout bonnement changer d'attitude face à la nourriture, mieux choisir vos aliments, modifier certains aspects de votre comportement alimentaire (par rapport au rythme des repas, à la sensation de faim, etc.) et surtout de votre style de vie (activité sportive, rapport au stress, etc.). Enfin, il ne faut surtout pas hésiter à profiter des conseils avisés et de la surveillance bienveillante d'un nutritionniste.

« Mais puisque je vous dis que je rentre dans du 36 »

Vous souhaitez gagner en légèreté ? chasser impitoyablement votre cellulite ? vous raffermir par-ci par-là ? Quel que soit votre objectif, commencez par faire le point – de manière tout à fait lucide – sur votre poids. Vous le savez à présent : qui dit « surpoids » dit presque toujours « cellulite » !

Le point sur vos kilos

Déterminez votre poids « idéal » (c'est-à-dire votre poids médicalement recommandé), grâce à la formule de Lorenz. Simple et pratique, elle vous permettra de vous faire une idée concrète de ce vers quoi vous devez tendre, avec une marge de +/– 5 % selon différents paramètres individuels à prendre en compte.

Formule de Lorenz pour les femmes

(Taille en cm – 100) – [(Taille en cm – 150) / 2,5] = poids idéal

Petit cours de mathématiques...

Vous mesurez 1,69 m (soit 169 cm). Votre poids idéal est le suivant :

(169 – 100) – [(169 – 150) / 2,5]
Soit : 69 – [19 / 2,5]
Soit : 69 – 7,6
Votre poids idéal : 61,4 kg

- **Si votre poids actuel est inférieur ou supérieur de 5 %** au chiffre que vous trouvez, pas de souci, vous avez toutes les chances de vaincre votre problème de cellulite en augmentant votre activité physique grâce à des sports « ciblés » et quelques petits ajustements alimentaires.

- **Si votre poids actuel dépasse les 5 %** de marge fixés, vous avez effectivement quelques kilos à perdre pour mieux vous porter et pour espérer voir disparaître votre cellulite dans le même temps.

L'indice de masse corporelle (IMC)

Pas convaincue par la formule de Lorenz ? Vous vous trouvez malgré tout trop grosse ? Sachez que votre poids seul ne permet pas d'analyser précisément votre corpulence. C'est la raison pour laquelle vous devez également calculer votre indice de masse corporelle (IMC). Mis au point par l'Organisation mondiale de la santé, le calcul de l'indice de masse corporelle va vous permettre d'en apprendre davantage.

Poids en kg / Taille en m (au carré)

Petit cours de mathématiques...

Vous pesez 60 kg pour 1,65 m ? Votre IMC se calculera de la façon suivante :

60 / (1,65 × 1,65)
Soit : 60 / 2,72
Votre IMC : 22

- **Vous êtes considérée comme maigre** si votre IMC est inférieur à 18,5.
- **Vous avez un poids « normal »** si votre IMC est compris entre 18,5 et 24,9.
- **Vous avez un surpoids** si votre IMC est compris entre 25 et 29,9.
- **Vous êtes considérée comme obèse** si votre IMC dépasse 30.

Les causes possibles d'un surpoids

Pour le moment, vous ne vous débrouillez pas si mal que ça, puisque vous tenez *Les Bons Plans anti-cellulite des paresseuses* entre les mains. Mais avant de courir chez une diététicienne ou un nutritionniste – ce que nous ne saurions que trop vous conseiller –, demandez-vous pourquoi les kilos vous font des misères !

« Je mange normalement ou bien, mais ne me dépense pas beaucoup »

Votre organisme stocke alors, sous forme de graisses et de cellulite, des réserves inutiles !

Votre surpoids est lié à un excès de calories.

« Je fais de la rétention d'eau »

La rétention d'eau est un problème typiquement féminin lié à l'équilibre hormonal et à l'état de la circulation veineuse et lymphatique. Chaque mois, avant les règles, il peut vous arriver de gonfler, en particulier au niveau de la taille, du bassin et des jambes. Normalement cet excès d'eau est éliminé en fin de cycle, mais ce n'est pas toujours le cas. Il arrive que l'eau retenue se trouve piégée entre les cellules adipeuses et que la cellulite apparaisse.

Votre surpoids est lié à un déséquilibre hormonal.

« J'ai une vie trépidante et ne mange pas de manière toujours équilibrée »

Il y a des kilos superflus qui sont la conséquence directe d'un mode de vie. Alimentation déséquilibrée, sédentarité, stress : l'organisme ne parvient pas toujours à se débarrasser des toxines accumulées. Les kilos se manifestent alors sous la forme d'amas graisseux localisés – ce que l'on appelle « de la cellulite » !

Votre surpoids est lié à une accumulation de toxines dans votre organisme.

LE POIDS, LE POIDS, TOUJOURS LE POIDS !

Surpoids *or not* surpoids ? Une chose est certaine : l'idée de « poids idéal » varie d'une personne à une autre et dépend de nombreux facteurs comme la morphologie, l'âge, l'héritage génétique et les critères esthétiques que l'on s'est fixés. Oubliez donc un peu la balance pour vous intéresser au rapport muscles/graisse. Rien ne vaut un bon et honnête coup d'œil dans le miroir pour déterminer la manière dont vous êtes faite et ce qu'il faut, éventuellement, améliorer.

Le point sur votre silhouette

Vous êtes de celles qui se voient comme dans les miroirs déformants des fêtes foraines, avec des cuisses ou des fesses énormes ? Vous ne cessez de vous critiquer ? Courage : il est temps de vous regarder ob-jec-ti-ve-ment dans la glace et de faire un point détaillé sur les parties de votre corps où se localisent vraiment les petits amas qui fâchent. Dans tous les cas, rappelez-vous qu'une femme digne de ce nom a des formes et des courbes sexy !

Les fesses

C'est un fait : les fesses peuvent prendre une certaine ampleur et ce phénomène est dû presque entièrement à la graisse, limitée en bas par le pli fessier. En dehors de son rôle de réserve énergétique, le stockage dans cette région du corps a pour fonction de protéger la région anale et de rendre la position assise plus confortable – un truc pensé pour les paresseuses, en quelque sorte !

La culotte de cheval

C'est la bête noire de toute paresseuse ! Située sur la face externe de la cuisse, la culotte de cheval se confond avec le tissu graisseux de la face antérieure de la cuisse et avec celui des fesses. Pour notre malheur, lorsque la graisse de cette zone est abondante, la surface de la peau se pare de multiples dépressions plus ou moins profondes appelées « peau d'orange ». Difficile de s'en débarrasser, mais pas impossible !

L'intérieur des cuisses

Relativement répandue, la graisse qui se situe sur cette zone comble l'espace entre les deux cuisses.

Le pourtour du nombril

Maigre consolation, c'est l'un des rares amas graisseux que l'on retrouve aussi chez les minces !

Le pubis

Il est également connu sous le nom de « mont de Vénus ». La graisse accumulée sur la zone pubienne permet de protéger des chocs éventuels – ce qui ne nuit pas.

Les genoux

Hélas ! le genou est fréquemment le siège d'un amas adipeux plus important, notamment au niveau de la région interne. Cependant, si vous perdez quelques kilos, cette zone fondra aussi.

La partie interne du bras

La graisse de la partie interne du bras, particulièrement développée chez la femme, protège les nerfs et les artères, outre son rôle énergétique. Un peu d'exercice physique bien ciblé évitera que vos bras ne deviennent ramollos !

Les seins

Vos seins sont composés de graisse renfermant les glandes mammaires, l'ensemble étant maintenu par une trame de tissu conjonctif, reposant sur les muscles grands pectoraux. Évidemment, en cas de prise de poids importante, vos seins grossissent eux aussi ; de la même manière, ils fondent si vous maigrissez trop vite. Notez que, dans les deux cas, ils sont victimes de la gravité et auront tendance à tomber. Heureusement, il existe des solutions ! Lisez attentivement le chapitre 4, même si le sport n'est pas votre tasse de thé...

DITES : « CAMION » !

Les hommes possèdent eux aussi des glandes et du tissu graisseux mammaires, mais ceux-ci sont, en principe, atrophiés. Les hommes trop gros développent de petits seins qui sont en réalité de la graisse.

L'heure du verdict

Si vos amas graisseux n'ont pas encore durci, votre cellulite ne se voit pas forcément tout de suite. Heureusement, quelques tests permettent de déceler un début de cellulite ou de vous donner un aperçu sur l'ampleur des dégâts.

Pour vous faire une idée

Pincez légèrement une région de votre cuisse. Si la peau devient grumeleuse, vous y avez droit !

Un deuxième test, appelé « test du pincement léger », permet de déceler une cellulite moins prononcée. Prenez un peu de chair entre les doigts et pincez en remontant. Si vous êtes atteinte de cellulite, cette opération devrait être un peu douloureuse. Mais si, malgré les pincements, votre peau reste tendue et lisse comme une peau de tambour, passez votre chemin : vous êtes une chanceuse et ce livre ne vous concerne pas, ou disons... pas encore !

Stade 0 : pas la moindre trace de cellulite à l'horizon. Qui vivra verra !

Stade 1 : votre peau prend un aspect matelassé lorsque vous la tirez, mais reste tendue en temps normal. Bon, il faut réagir avant que tout cela ne s'installe définitivement !

Stade 2 : l'aspect matelassé est installé, même sans pincement. Vous avez dépassé les bornes, mais il n'est jamais trop tard pour bien faire !

Pour avoir une idée plus précise

Vous pouvez avoir recours à des techniques plus sophistiquées comme l'écographie (elle indique l'épaisseur de la couche graisseuse), la thermographie ou l'IRM.

Pour suivre l'évolution de votre cellulite en véritable obsédée

Un instrument, l'impédancemètre, permet de mesurer de façon fiable la composition corporelle totale. Dans les faits, le praticien vous demande de vous allonger et vous fixe des électrodes ; inutile de le draguer à ce moment précis, car vous ressemblez davantage à un sapin de Noël qu'à une véritable séductrice. Couplé à un ordinateur, l'appareil calcule alors votre masse grasse (20 % de graisse corporelle est une moyenne honorable), votre masse maigre, et l'eau contenue dans votre corps. Cette manipulation rapide et totalement indolore permet de déterminer votre profil dans un premier temps et de suivre par la suite votre évolution lors d'un traitement particulier.

Selon ce test, trois grands cas de figure se dessinent :

1. Vous affichez un poids supérieur à ce qu'il devrait être par rapport à votre taille, ainsi qu'un taux de masse grasse trop élevé. Votre objectif est de perdre en poids et en volume, c'est-à-dire de fondre.

2. Vous n'êtes pas véritablement en surpoids mais affichez un taux de masse grasse et un pourcentage d'eau trop élevés. Dans les faits, vous souffrez de rétention d'eau couplée à une accumulation graisseuse au niveau du ventre, des fesses et des cuisses. Votre objectif est de chasser la cellulite incrustée.

3. Vous avez une silhouette plutôt longiligne, mais ne faites jamais de sport. Vos taux de masse maigre et d'eau sont assez bas, alors que votre masse grasse est bien dans la moyenne. Votre objectif est de vous tonifier.

POINT STABLE

Vos os et vos organes ont un poids fixe et n'en changent pas avec le temps (ouf !). Ce qui change, ce sont seulement les muscles et la graisse, comme vous l'avez constaté !

Quelle paresseuse êtes-vous ?

Vos rondeurs se nichent toujours au même endroit ? Normal, c'est génétique, mais sûrement pas une excuse pour vous laisser aller à la paresse ! Le fait est qu'il existe plusieurs types de silhouette chez la femme... Voici quelques conseils pour terrasser le mal à la racine selon votre morphologie.

Vous êtes plutôt gynoïde

Votre ligne

Le mal (appelé aussi « culotte de cheval ») se loge dans la partie inférieure de votre corps. Vous avez les cuisses, les hanches et les fesses plutôt généreuses, mais êtes plutôt du genre menu du haut. Vous êtes féminine, certes, mais quelques kilos de trop ne vous pardonnent rien !

Votre problème

Il est surtout hormonal. Et vous n'y pouvez pas grand-chose, car vous êtes destinée génétiquement parlant à avoir des enfants et à les allaiter, d'où la fameuse tendance à faire des réserves de graisse. Une tendance hormonale qui induit en plus un problème de rétention d'eau responsable de la formation de la cellulite. Pour vous affiner, vous devez par conséquent tenir compte de deux paramètres pas vraiment réjouissants : un embonpoint localisé sous la taille et une peau d'orange difficile à déloger.

Vos 5 mantras alimentaires

1. Zappez la salière

Le sel retient l'eau, donc diminuez votre consommation de sel et oubliez les plats industriels, le fromage, la charcuterie et l'eau gazeuse.

2. Misez sur les protéines

Elles remplacent la graisse par du muscle et drainent les toxines. Consommez-en à chaque repas (œufs, volaille, viandes dégraissées, poissons, laitages maigres), sans matières grasses, au four, à la vapeur ou au gril.

3. Buvez beaucoup

Pour drainer votre organisme, pensez à boire tout au long de la journée au moins 1,5 litre de thé, infusion, potage et eau minérale non sucrée.

4. Croquez des fruits de saison

Les fruits sont riches en eau, en vitamines, en fibres et en sucres naturels. Ils luttent donc efficacement contre la rétention d'eau.

5. Oubliez votre penchant pour le sucre

Les bonbons, gâteaux, laitages sucrés et autres glaces vont directement se loger dans vos hanches ! Préférez-leur impérativement des glucides lents (pain, pâtes, céréales, légumes secs...) dont votre organisme se servira comme carburant.

Vos 5 mantras anti-cellulite

1. Jouez les sirènes

Natation, aquagym, aquafitness et bien d'autres encore tonifient le bas du corps, améliorent la circulation, facilitent le retour veineux et réduisent la cellulite ! Autres options : le vélo, la marche ou le roller, qui affinent les fesses et les cuisses.

2. Employez les grands moyens

Direction le kiné, une fois par mois ! Le drainage lymphatique est une technique qui consiste à stimuler manuellement la lymphe. Les pressions et les pompages ne font pas de miracle, mais ils allègent les jambes et contribuent à éliminer la cellulite.

3. Prenez une douche froide

Cela tonifiera les tissus et relancera votre circulation. Passez le jet d'eau froide sur vos jambes en remontant des chevilles jusqu'aux fesses.

4. Bichonnez-vous

Appliquez un exfoliant sur vos jambes en effectuant des mouvements circulaires, et poursuivez avec une crème hydratante que vous ferez pénétrer grâce à des mouvements amples. Vous terminerez par des massages des chevilles vers les cuisses.

5. Bougez-vous

Ne restez pas éternellement assise derrière votre ordinateur, ne craquez pas pour des chaussures trop étroites ou à talons trop hauts, ne portez pas tous les jours un jean hyper moulant, surélevez vos jambes dès que vous le pouvez et, surtout, marchez le plus possible !

Vous êtes plutôt androïde

Votre ligne

Contrairement à la paresseuse gynoïde, le haut de votre corps est plutôt massif, surtout au niveau du ventre, et menu à partir du nombril. Votre taille est à peine marquée, vos hanches sont presque inexistantes et vos jambes sont fines. Votre hygiène de vie est sans doute votre point faible : vous mangez sans doute de manière anarchique, vous êtes stressée et, pire, vous êtes sédentaire ! Dans votre cas, c'est tout l'équilibre qui doit être revu et corrigé : vous allez devoir mieux vous alimenter, bouger, faire des abdominaux et apprendre à vous relaxer.

Vos 5 mantras alimentaires

1. Dégustez

Les repas sur le pouce vous font gonfler. Déjeunez et dînez dans le calme, mâchez bien entre chaque bouchée et évitez de boire en mangeant.

2. Faites la cuisine

Oubliez les plats tout faits qui regorgent de sucres et de graisses cachés. Concoctez-vous de bons petits plats pas compliqués, mais frais.

3. Choisissez judicieusement

Vos ennemis (et ceux de votre petit ventre) sont les sucres (bonbons, gâteaux, chocolat), les laitages (sauf les yaourts maigres), les légumes secs, les plats en sauce, les sodas. Vos amis (et ceux de votre futur ventre plat) sont les légumes cuits, les viandes maigres, les poissons, les céréales complètes, les fruits.

4. Dînez léger

Adoptez les bons principes diététiques : un bon petit-déjeuner, un déjeuner équilibré et complet, une petite collation dans l'après-midi et un dîner raisonnable.

5. Mettez le paquet sur les fibres

Elles régulent le système digestif et vous assurent un ventre plat. Consommez-en suffisamment, de préférence cuites, car elles sont moins agressives pour les intestins. Légumes vapeur et soupes de rigueur !

Vos 5 mantras anti-cellulite

1. Restez zen

La graisse abdominale est en partie due à une circulation sanguine bloquée entre les membres inférieurs et supérieurs à cause du stress. Pour perdre votre ventre, mettez-vous au yoga, à la méditation ou à toute autre activité qui aide à gérer ses émotions.

2. Respirez

Pour relancer la circulation, faites chaque jour cet exercice : main sur le bas-ventre, gonflez votre diaphragme en inspirant par le nez puis videz-le au maximum en expirant profondément.

3. Faites des abdos

Seule une ceinture abdominale tonique et musclée vous permettra d'acquérir une taille de guêpe. Donc, chaque matin, surmontez votre nature de paresseuse et au boulot !

4. Massez-vous

Pratiquez le palper-rouler après la douche, une technique qui vous aidera à déloger votre cellulite ventrale. Attrapez vos poignées d'amour et faites-les rouler entre vos doigts. Alternez avec des effleurages dans le sens des aiguilles d'une montre.

5. Foncez à la piscine

La natation est idéale pour affiner le haut du corps. Et au cas où l'eau ne vous tenterait vraiment pas, optez pour la danse, l'aviron, le vélo ou le golf.

Vous êtes ronde de partout

Votre ligne

En fin de compte, c'est vous qui avez le plus de chance. La preuve, quand vous grossissez, vous vous arrondissez de partout, des seins et du ventre, mais aussi des hanches, des fesses et des cuisses. Le souci est juste qu'en prenant du poids, vous faites tout de suite rondelette.

Vous avez un embonpoint généralisé, certainement lié à de mauvaises habitudes alimentaires (nourriture grasse et sucrée, grignotage), un manque d'activité physique (pas de sport, travail sédentaire), des kilos dus à des régimes répétés du type yo-yo et une vénérable nature de paresseuse.

Pour retrouver une silhouette svelte, vous devez réviser votre alimentation, bouger davantage et vous réconcilier avec votre corps.

Vos 5 mantras alimentaires

1. Freinez !

Réduisez graisses et sucres afin de diminuer vos apports caloriques.

2. Assurez-vous une bonne dose de protéines

Les viandes maigres, la volaille, le poisson et les œufs sont vos partenaires minceur. Ils assurent l'entretien et le développement de vos muscles. Et qui dit plus de muscle, dit moins de graisse !

3. Résistez aux grignotages

Pas de doute, le grignotage favorise le stockage ! Pour éviter les tentations et ne pas avoir faim, faites 4 à 5 petits repas par jour avec suffisamment de protéines et une portion de sucres lents (pain, pâtes, céréales...).

4. Mangez frais

Pas de limite en ce qui concerne les fruits et légumes frais. Ils sont peu caloriques, riches en fibres, en eau, en minéraux et en vitamines. Résultat : ils vous rassasient sans nuire à votre silhouette et vous apportent un tas de bons nutriments.

5. Ne vous affamez pas

Vous n'avez aucune chance de perdre de la graisse en mourant de faim. Mais vous avez toutes les chances de craquer et par conséquent de grossir.

Vos 5 mantras anti-cellulite

1. Chaussez vos baskets ou vos rollers

L'important est de pratiquer, de façon peu intensive mais régulière et prolongée (au moins 40 minutes d'affilée), un sport d'endurance comme la natation, le vélo, la marche ou la course à pied, qui obligent l'organisme à puiser dans ses réserves de graisse.

2. Prenez soin de vous

Si vous en avez les moyens, les massages, drainages lymphatiques et autres (voir chap. 5 et 6) vous aideront à chasser les toxines, relancer votre circulation et déloger votre cellulite.

3. Faites-vous confiance !

Mettez-vous à la danse, au théâtre ou adonnez-vous à une activité d'expression corporelle qui vous apprendra à aimer votre corps.

4. Bougez davantage

La sédentarité est en grande partie responsable de votre problème. Effectuez vos trajets à pied ou à vélo, emmenez vos enfants à la piscine, jardinez, bricolez, mais ne restez plus assise devant la télé ou l'ordinateur !

5. Bichonnez-vous

Prenez le temps de vous occuper de vous. Deux fois par semaine, effectuez un gommage corporel avant d'appliquer une crème hydratante et, au quotidien, massez vos petits bourrelets avec une crème amincissante.

Comment lutter contre le couple infernal cellulite / rétention d'eau

L'eau représente 60 % de notre poids. Il n'est donc pas étonnant d'en accumuler si facilement. Heureusement, il est aussi facile de se débarrasser de l'excédent ! Sur un total de 30 litres d'eau corporelle, 8 litres de cette eau sont consacrés aux cellules. Cette part d'eau, qui doit être sans cesse en mouvement, sort des artères et est réabsorbée par les veines et les vaisseaux lymphatiques. Mais au moindre déséquilibre, c'est-à-dire en cas de mauvaise circulation veineuse ou lymphatique ou à la suite d'un déséquilibre hormonal, l'eau en excès stagne et déforme votre silhouette aussi sûrement que la graisse !

Il arrive également que les adipocytes, en grossissant et en se multipliant, bloquent purement et simplement la circulation sanguine et lymphatique. De ce fait, les déchets cellulaires et les graisses qui doivent s'évacuer stagnent, créant des zones dévitalisées. Cette réaction en chaîne entraîne une augmentation du volume du tissu graisseux, qui comprime les veines et les lymphes et qui, associée à l'action hormonale, provoque un œdème. Voici pourquoi vous vous retrouvez au final avec de la cellulite.

Vous l'aurez compris : la cellulite, ce n'est pas seulement une question de gras, c'est aussi une histoire d'eau – raison pour laquelle vous pouvez parfaitement connaître les affres du capiton sans avoir (trop) de problèmes de poids. Vous vous sentez ballonnée comme si vous êtiez enceinte ? Vos doigts, vos chevilles et vos pieds sont enflés ? Vos veines sont dilatées et se voient ? Vos seins augmentent de volume ? Et pourtant votre poids vous paraît tout à fait correct ? Heureusement pour vous, vous êtes gonflée d'eau et non de gras ! De même, rassurez-vous : la rétention d'eau touche une femme sur trois.

Les causes de la rétention d'eau

Et quelques explications pour mieux comprendre le processus de stockage...

Une alimentation riche en sel et en sucres associée à un mode de vie sédentaire et/ou stressant

Gageons que vous avez quelques kilos en trop – ce qui ne favorise pas le bon fonctionnement de votre circulation. Et dans au moins un cas sur trois, une mauvaise circulation veineuse et lymphatique est considérée comme la cause première de la cellulite ! Si la cellulite est localisée sur les jambes, les genoux et les chevilles, le phénomène de rétention d'eau n'en est que plus important.

Votre solution de paresseuse

C'est tout votre mode de vie qu'il va falloir repenser car vos mauvaises habitudes sont à la source de la rétention d'eau et de la cellulite.

Un syndrome prémenstruel en seconde partie de cycle

Vous êtes victime du syndrome prémenstruel avec son cortège de problèmes. Bien heureusement, ce ne sont là que des kilos d'eau (de 100 g à 4 kg !) et non de graisse. Le phénomène s'installe en quelques jours, voire quelques heures, entraînant des gonflements, notamment lors de la seconde partie du cycle (merci la progestérone !). Tout cela n'est qu'éphémère et disparaît avec l'arrivée des règles... pour reprendre quelques semaines plus tard !

Attention ! les dépenses d'énergie de votre corps augmentent dans la phase qui s'étend de l'ovulation à l'arrivée des règles – ce qui vous pousse à manger plus. Mois après mois, vous pouvez ainsi vous constituer une belle petite réserve. Des kilos de graisse qui, eux, s'installent lentement, sournoisement et ne font l'objet d'aucune tension douloureuse, mais qui, contrairement à l'eau, sont plus difficiles à déloger !

Votre solution de paresseuse

Paradoxalement, l'eau est votre meilleure alliée dans la prévention de la rétention d'eau. Pour éliminer les fluides et les déchets produits par l'organisme, les reins doivent être constamment approvisionnés en eau. S'ils en manquent, ils ont tendance à en emmagasiner. Une paresseuse sédentaire doit boire au minimum 8 à 10 grands verres d'eau par jour. Pour info, la fatigue, un manque d'appétit, des rougeurs cutanées, une intolérance à la chaleur, des vertiges et des urines foncées et malodorantes sont les signes d'une mauvaise hydratation.

Des jambes lourdes

La circulation veineuse de vos jambes est mise à rude épreuve tout au long du cycle menstruel, pendant la grossesse mais aussi avec l'âge. L'insuffisance veineuse touche deux fois plus de femmes que d'hommes. Pourquoi ? De nouveau à cause des hormones féminines... Les œstrogènes accroissent la rétention d'eau, la stagnation du sang dans les vaisseaux et donc l'effet « jambes lourdes », alors que la progestérone tend à rééquilibrer la tendance.

Au cours du cycle menstruel, les taux de ces hormones varient et les parois veineuses sont mises à rude épreuve. D'où l'effet « jambes lourdes » et les douleurs ressenties, en particulier quelques jours avant les règles. Durant la grossesse, les effets sont d'autant plus importants que la quantité d'hormones présentes dans l'organisme est élevée – d'ailleurs les troubles progressent généralement jusqu'à l'accouchement. Quant à la ménopause, le déséquilibre hormonal naturel rend la circulation sanguine difficile : plus on vieillit, plus les veines se fragilisent ! Elles perdent petit à petit de leur élasticité et ne se contractent plus aussi facilement, laissant ainsi le sang s'accumuler davantage dans le bas des jambes.

L'excès de poids influe également sur la circulation sanguine de plusieurs manières. Celui-ci s'exerce avec plus de force sur les jambes et diminue sensiblement le retour veineux. En se formant, le tissu adipeux fait également naître de nombreux petits vaisseaux d'irrigation qui nécessitent un travail du cœur beaucoup plus important. Enfin, la surcharge pondérale rend l'activité physique ou les mouvements quotidiens plus difficiles ; or, tout cela constitue un mécanisme essentiel au retour veineux.

Votre solution de paresseuse

Pour retrouver des jambes de gazelle, évitez la station debout prolongée et le piétinement. Si la marche propulse le sang vers le haut du corps, l'immobilité prolongée, elle, tend à faire stagner le sang ; les veines, engorgées, se dilatent. Certaines professions sont particulièrement exposées : coiffeuses, hôtesses, vendeuses, infirmières, mais aussi les paresseuses qui prennent racine toute la journée derrière leur ordinateur !

Pratiquez donc un exercice physique régulier – par exemple, une demi-heure de marche rapide quotidienne – et veillez à ne pas grossir ou mincir trop rapidement. Ces petites recommandations améliorent certes la circulation veineuse, mais elles contribuent également à la prévention des maladies cardiovasculaires. Traiter une constipation passagère, éviter d'exposer ses jambes à la chaleur (soleil, bains brûlants, épilation à la cire chaude, chauffage par le sol), ne pas porter trop souvent des talons hauts, surélever ses jambes quand on est allongée sont également des mesures utiles.

Votre médecin peut vous prescrire un traitement adapté : bas de contention, médicaments veinotoniques, crèmes décongestionnantes... N'hésitez pas à lui parler de votre problème.

JAMAIS, « EAU » GRAND JAMAIS !

N'utilisez pas de diurétiques si vous souhaitez perdre votre cellulite : vous ne perdriez que de l'eau (bien vite reprise) et non pas de la graisse ! En plus, les diurétiques provoquent une perte de sels minéraux et de potassium – ce qui peut engendrer des troubles du rythme cardiaque.

Vos alliés anti-cellulite

Quel que soit votre type de cellulite ou son volume, certains aliments et nutriments jouent un rôle positif ou négatif, mais toujours important dans la rétention d'eau. Les alliés anti-cellulite contiennent des substances antioxydantes qui peuvent vous permettre de drainer vos cellules, de maintenir la souplesse de vos veines et ainsi d'éviter la rétention d'eau. Les antioxydants protègent les veines et les capillaires des agressions des radicaux libres tenus responsables du vieillissement prématuré, du développement de maladies comme l'artériosclérose, de cancers et de rhumatismes.

Les vitamines, minéraux et oligoéléments

Une alimentation équilibrée devrait en regorger. Ils sont indispensables dans la lutte anti-cellulite.

La vitamine C

Vous en trouverez dans les fruits et légumes, en particulier les agrumes, le kiwi, la goyave, le cassis, le persil, le chou, le poivron et la tomate.

La vitamine E

Remplissez votre panier d'huiles de colza, de tournesol, d'olive et d'arachide. Consommez également du germe de blé, du soja, du foie, des œufs et du poisson en quantité.

Le bêta-carotène

Il s'agit d'une provitamine A. Vous en trouverez dans le foie de veau, les huiles de foie de poisson, les abats, le poisson, le jaune d'œuf cru, le beurre, le lait, les légumes, les fruits et le germe de blé.

La vitamine K

Cette vitamine se retrouve en quantité dans les brocolis. Si vous n'en êtes pas fanatique, cuisez-les en gratin avec un peu de fromage râpé ou à la vapeur, et mélangez-les à vos pâtes ou rajoutez-en sur vos pizzas maison.

La vitamine B6

Les volailles, les légumes verts, le poisson et la banane en contiennent.

Le sélénium

Privilégiez les céréales complètes, le germe de blé, la viande, l'ail, les légumes secs, les brocolis, les œufs, le poisson et les huîtres dans votre alimentation anti-rétention d'eau.

Les flavonoïdes

Retrouvez-les dans les légumes verts (encore et toujours), les fruits rouges, l'oignon, le thé et le vin (en petite quantité ! – l'abus d'alcool est dangereux pour la santé, vous le savez bien).

Le zinc

Le pain complet, le jaune d'œuf, les amandes, la viande de bœuf, mais surtout les huîtres sont des aliments riches en zinc.

Les protéines

Le rôle des protéines est essentiel dans la lutte contre la rétention d'eau. Un manque de protéines dans le sang empêche la réabsorption de l'eau filtrée depuis les capillaires des artères et des veines. D'où l'importance de consommer suffisamment de protéines de bonne qualité comme celles que l'on trouve dans la viande, le poisson ou les œufs. Favorisez aussi les légumineuses, comme les lentilles, et le riz complet qui contiennent des protéines végétales de bonne qualité.

Les plantes drainantes

Soigner ses jambes avec ce que la nature nous offre ? Pourquoi pas ! La phytothérapie et l'homéopathie peuvent être très utiles dans les tout premiers stades de l'insuffisance veineuse, en particulier contre les jambes lourdes. Au-delà, d'autres traitements devront néanmoins être conseillés.

Certaines plantes renforcent les parois des vaisseaux et augmentent ainsi le tonus veineux. Les compléments à base de plantes agissent en profondeur, durablement et sans agresser l'organisme. Autre avantage : ils ne provoquent pas d'effets secondaires.

D'autres plantes ont une action diurétique et préviennent la rétention d'eau. Il faut cependant être prudente et demander conseil à votre médecin dans ce cas précis. La phytothérapie (traitement par les plantes) est moins dangereuse que certains produits sur ordonnance (dont les diurétiques), mais elle peut néanmoins entraîner des insuffisances rénales et causer des dégâts à l'organisme.

Voici quelques plantes qui méritent d'être connues :

La canneberge

D'origine nord-américaine, cette plante n'est pas nocive et a une action diurétique légère.

Le persil

Il contribue à l'élimination de l'eau ; vous pouvez donc en abuser dans vos plats. Le persil existe aussi dans le commerce sous forme de comprimés en différents dosages sans effets secondaires.

Le fragon

Le fragon (ou petit houx) est indiqué dans le traitement des jambes lourdes.

L'hamamélis

Elle est particulièrement adaptée aux problèmes de couperose et de fragilité des petits vaisseaux.

Le marron d'Inde

Il contient deux actifs à l'action diurétique modérée, même s'il est plus connu pour ses bienfaits en cas d'hémorroïdes. Son écorce ou ses graines s'avèrent très efficaces pour lutter contre les problèmes de circulation veineuse, y compris les varices. Attention ! cette plante reste néanmoins réservée à l'adulte. Elle est déconseillée aux femmes enceintes ainsi qu'aux personnes souffrant d'insuffisance rénale.

Le buchu

Originaire d'Afrique du Sud, le buchu est utilisé depuis longtemps contre la rétention d'eau. Ses feuilles sont traitées pour en faire un complément diurétique. Il ne faut cependant pas dépasser 2 g par jour, répartis en 2 ou 3 prises.

Et quelques autres

La racine de pissenlit, la noix de cola, riche en caféine, la prêle, la feuille de bouleau et la baie de genièvre ont une action protectrice grâce aux molécules antioxydantes qu'elles contiennent. Ces substances renforcent la résistance des membranes des vaisseaux et agissent localement comme anti-inflammatoires. La vigne rouge et les cônes de cyprès sont également très bénéfiques. Demandez conseil à votre pharmacien.

Vos ennemis

Les sucres

Soyons sérieuses : vous pouvez parfaitement vous passer de sucre blanc raffiné, de biscottes, de pain blanc ou de mie, de viennoiseries et gâteaux en tout genre. Tous ces aliments sont à réserver pour les petites occasions.

Les plats industriels

Quiches, pizzas, soupes, plats cuisinés... Tous ces aliments contiennent beaucoup trop de graisses et de sel. Cuisinez vous-même des plats simples et frais : vous verrez, il s'agit d'une habitude à prendre.

Les parties grasses des viandes

Quelle horreur ! Zappez-les complètement !

Le sel sous toutes ses formes

Diminuez drastiquement votre consommation de charcuterie, poisson fumé et fromage.

Les graisses cuites et les fritures

Oubliez-les une fois pour toutes !

Le lait entier

Trop riche en matières grasses. À remplacer par du lait demi-écrémé ou écrémé, qui contiennent tout autant de calcium et beaucoup moins de calories.

20 FAÇONS DE TRAQUER LA CELLULITE SANS PITIÉ

1. Consultez votre gynéco

Pilule trop dosée, règles abondantes, seins tendus ? Quand les hormones n'en font qu'à leur tête, c'est mauvais pour votre silhouette ! Préférez donc les pilules microdosées, plus faibles en œstrogènes.

2. Régulez les naissances...

... d'adipocytes ! Si vous mangez trop, que vous ne bougez pas suffisamment et que vos hormones s'affolent, vos adipocytes vont prendre du volume et finir par recruter des embryons de cellules (ou préadipocytes), qui attendent les ordres pour grandir, se développer et se spécialiser... dans le stockage de graisses !

3. Ne jouez pas au Yo-Yo

Sinon votre corps va apprendre à se débrouiller avec une énergie moindre et se dépêcher de remplir vos cellules adipeuses dès qu'il en aura l'occasion ! Résultat : vous prendrez du poids tout en mangeant la même quantité de calories.

4. Bâillez !

C'est prouvé scientifiquement : le stress fait grossir. Bonne nouvelle : vous pouvez évacuer vos tensions en bâillant. Cela vous paraît farfelu ? Et pourtant... L'expiration permet de chasser un supplément d'air par une contraction (volontaire ou spontanée) des muscles abdominaux et de vous détendre.

5. Riez !

La tension nerveuse accélère le processus de stagnation des déchets dans l'organisme, alors que le rire est un formidable remède au stress car il provoque la libération d'endorphines, des molécules du bien-être. Et puis, rire, c'est comme faire du sport, pour la simple raison que c'est un excellent exercice physique qui sollicite le cœur tout autant que lors d'un 100 m !

6. Prenez du magnésium

Le stress provoque un déficit en magnésium, qui se traduit par une production accrue d'adrénaline (l'hormone du stress). Pour sortir de ce cycle infernal, faites une cure de magnésium de 2 mois (demandez conseil à votre médecin ou à votre pharmacien).

7. Buvez du café...

... raisonnablement. Les recherches ont montré que la caféine pouvait accélérer la fonte graisseuse grâce à l'action d'une enzyme appelée « triglycéride-lipase ». Mais les effets de la caféine à haute dose sont aussi bien connus : nervosité, insomnies, palpitations cardiaques. N'en abusez donc pas.

8. Ne vous trompez pas de problème

Selon les scientifiques, 95 % des surcharges pondérales ont une cause émotionnelle. C'est le cas quand la nourriture devient un substitut à l'amour, une distraction ou un remède contre la colère, la dépression ou le stress. Il serait donc plus profitable d'identifier les causes de votre problème au lieu de pester contre votre cellulite.

9. Gardez votre pantalon fétiche

Vous en avez forcément un. Celui qui vous allait comme un gant et qui est ajusté à votre poids de forme vous serre à présent au niveau des cuisses ? Vous ne pouvez plus le fermer ? Tant pis ! dites-vous que ce n'est que provisoire et gardez-le comme mètre-étalon.

10. Ne vous focalisez pas...

... sur votre poids. L'harmonie du corps réside dans l'équilibre existant entre la masse grasse et la masse maigre. Attention donc ! vous pouvez perdre 5 kg et conserver intacte votre cellulite. Pour comprendre les raisons de cette injustice, lisez attentivement la suite de ce livre...

11. Mangez...

... des tonnes de légumes naturellement diurétiques comme le concombre, le persil, le cresson ou l'asperge et ne lésinez pas sur les fruits – les pommes, par exemple, naturellement peu sucrées.

12. Évitez...

... les charcuteries fumées, dont la teneur en matières grasses, en sel et en nitrates (cancérigènes) est en général très élevée. Comme on dit : mauvais pour la santé, mauvais pour la ligne !

13. Mettez-vous au vert

Buvez du thé vert comme les Japonaises (peu connues pour leur cellulite !). Il favorise l'élimination de la masse grasse.

14. Portez des collants...

... « minceur ». Il en existe aux extraits d'algues micro-encapsulés. On pourrait presque se prendre à rêver que c'est plus efficace qu'une balade au bord de l'océan !

15. Choisissez...

... une alimentation simple et saine, en tâchant d'éviter les sauces et les plats tout préparés qui contiennent trop de gras, de sucre et de sel.

16. Ne forcez pas...

... vos enfants à manger et faites attention à leur équilibre alimentaire. Une nourriture trop riche dans l'enfance est un passeport pour la cellulite et les problèmes de poids dans l'avenir.

17. Domptez...

... le syndrome prémenstruel en avalant des capsules d'huile de bourrache ou d'onagre et consultez votre gynécologue pour faire un bilan hormonal si les symptômes persistent.

18. Mesurez votre tour de taille

La graisse de l'abdomen augmente le risque de maladies cardiovasculaires. Mesurez-la avec un mètre de couturière, debout, jambes légèrement écartées, en expiration douce. Vous ne devriez pas dépasser 88 cm de tour de taille !

19. Ne soyez jamais négative

Ce n'est pas quelques grammes de cellulite qui doivent vous gâcher la vie et qui vont vous empêcher d'être heureuse, non ? Si c'est vraiment le cas, un bon conseil : filez chez le psy !

20. Plaisez d'abord à vous-même

C'est une condition indispensable si vous souhaitez avoir une chance de plaire aux autres. Vos critères esthétiques et vos choix n'appartiennent qu'à vous !

chapitre 3

Comment s'assurer une alimentation anti-capitons

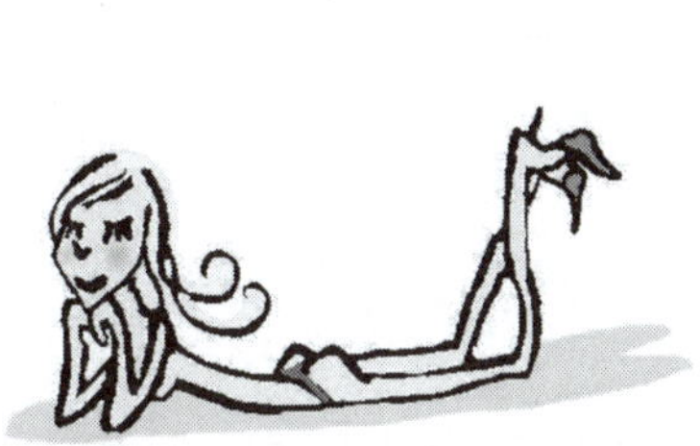

« Suis-je vraiment ce que je mange ? »

Rien n'est plus vrai que ce fameux dicton quand il s'agit de capitons ! Morale de l'histoire : la paresseuse doit s'informer et manger futé pour ne pas s'enrober. Un traitement de choc difficile à digérer selon vous ? Pas pour une paresseuse qui veut vraiment perdre sa cellulite ! Courage : apprenez quelques notions de diététique pour perdre vos kilos superflus et vous verrez une bonne partie de votre problème fondre comme neige au soleil !

Régime de croisière anti-bourrelets

Le terme *régime*, dans le cadre de ce livre, ne veut dire ni « privation » ni « précipitation ». Nous ne vous proposerons pas non plus de régimes à la mode aux noms évocateurs de plage et de sable fin (genre *South Beach Diet*). Il s'agira simplement d'adopter de bons réflexes au quotidien pour oublier la notion même de « régime ».

En revanche, il va bien falloir s'atteler à un certain tri qualitatif sinon quantitatif de votre alimentation, dans l'espoir de voir quelques résultats positifs sur votre culotte de cheval. Car, bien sûr, alimentation et gras sont intimement liés. Et s'il n'existe pas d'aliments miracles susceptibles de faire fondre la cellulite, il y en a de plus fâcheux ou disons « favorisants » que d'autres :

- ceux qui procurent beaucoup trop de calories ;
- ceux qui font sécréter trop d'insuline, cette fameuse hormone qui favorise le stockage des graisses ;
- ceux qui sont bourrés de sucres ou de graisses, souvent les deux à la fois, et qui font doucement mais sûrement le lit de la cellulite.

Si vous êtes décidée à perdre du poids tout en agissant sur votre cellulite, vous trouverez tous les détails au fil de ce chapitre...

Votre plan d'attaque anti-bourrelets

Un petit résumé de la situation avant de rentrer dans le vif du sujet.

Mangez mieux pour manger moins

Si vous offrez à votre corps des aliments de qualité, il en demandera moins en quantité ! Répondez à vos besoins nutritionnels par des produits frais, dans l'idéal bios, sélectionnés avec soin.

Écoutez votre faim

Plutôt que de chercher à oublier votre faim ou à vous priver systématiquement, soyez à l'écoute de votre corps et des signaux qu'il vous envoie. Un petit creux ? Sachez que la sensation de faim peut se confondre avec d'autres messages (biologiques ou psychologiques). Attendez au moins 10 minutes et, si le signal persiste, allez-y : ce n'est pas de la gourmandise !

Faites la traque aux lipides

Les lipides (ou graisses) donnent du goût aux plats. Il ne s'agit donc pas de manger fadasse, mais de contrôler autant que possible leur apport. Des pâtes à la sauce tomate, oui, mais l'on se passera volontiers de celles cuisinées à la carbonara.

Choisissez judicieusement les glucides

Un pain au chocolat au petit déjeuner ? Une barre chocolatée vers 17 heures, après que votre patron vous a demandé de taper son rapport en coréen ? Nous avons là de l'énergie rapide, certes, mais aussi un rush de sucre dans le sang et un pic de glycémie qui vous laissent vite fait bien fait en manque de sucre. Rien de tel pour stocker ce dont justement vous voulez vous débarrasser !

Autorisez-vous les féculents

Les féculents sont des sucres lents qui, eux, ne sont pas stockés ! Au contraire : ils vous permettent de satisfaire votre faim, de faire le plein d'énergie et de ne pas craquer entre deux repas. À condition de ne pas les tartiner de sauce bien grasse, évidemment !

Sympathisez avec votre poissonnier

Maigres, demi-gras et même gras, tous les poissons sont vos alliés « minceur ». Quant à votre poissonnier, il est bien placé pour écailler ou découper en filets les braves petites bêtes et vous conseiller sur leur cuisson et leur congélation.

Buvez toute la journée

Notre corps est composé d'eau à 60 % – d'où l'importance de bien la faire circuler ! Une bonne hydratation favorise les échanges dans les tissus et permet une évacuation plus efficace des cellules graisseuses qui s'y trouvent.

Ne pensez pas « régime » !

Vous ne parviendrez à rester mince, à le devenir ou à le redevenir de façon durable qu'en adoptant une hygiène de vie sur le long terme. Pas de privation donc, mais de bonnes habitudes qui respectent vos goûts et votre mode de vie.

Misez tout sur la qualité de votre alimentation

N'oubliez pas qu'une alimentation équilibrée doit comporter un certain pourcentage de glucides, de lipides et de protides, sans oublier des fibres, de l'eau et des sels minéraux, car un déséquilibre entre ces différents nutriments (voir plus loin « Carburez au GPL ») peut fort bien aboutir à un stockage cellulitique !

Exit !

Alimentation, tissu adipeux et cellulite s'entendent à merveille. Il va donc vous falloir faire un premier tri qualitatif des aliments qui veulent vous arrondir sournoisement et les traquer sans relâche jour après jour.

... le trop-plein de lipides

Gorgés de calories (9 kcal/g !), les lipides se transforment facilement en acides gras, lesquels ne manqueront pas de se loger aux mauvais endroits et d'augmenter votre cellulite par la même occasion.

... les sucreries

Les sucres rapides (ou simples) stimulent l'appétit et la sécrétion d'insuline, l'hormone de la prise de poids. Vous pouvez vous en passer au quotidien et les réserver, à dose homéopathique, aux occasions particulières ou aux envies – absolument – irrésistibles et irrépressibles.

... les fritures

Pleins de graisses saturées, les aliments frits sont mauvais pour la ligne et pour les artères. Il en est de même pour les petits gâteaux en tout genre et le cortège de boissons sucrées.

... le sel

Il n'est pas bon en trop grande quantité. Si vous le pouvez, évitez de saler ou du moins de resaler systématiquement vos plats, méfiez-vous de certaines conserves et privilégiez plutôt les fines herbes !

Une bouchée par-ci, une bouchée par-là

Qu'il est facile de trop manger sans même s'en rendre compte !

Petit guide des portions « raisonnables »

La composition de votre assiette est une affaire...

De proportions

Voici la composition idéale d'une assiette :

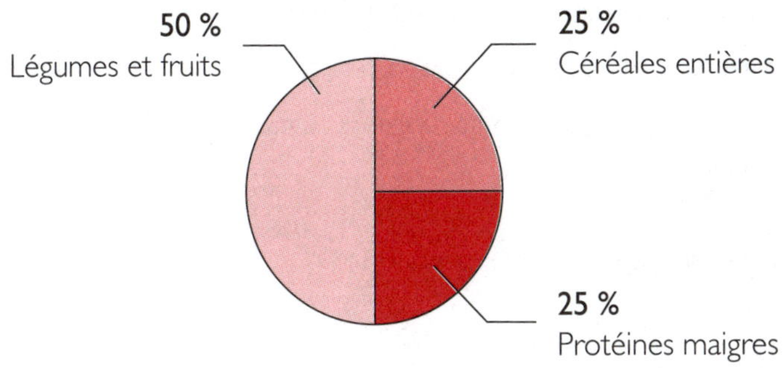

De portions

Finies les orgies ! Avant de penser à compter les calories, il faut commencer par diminuer la taille de vos portions.

- **Les viandes, poissons, œufs** .... 1 à 2 portions par jour

Pour info : 2 œufs = 100 à 120 g de poisson = 100 g de viande maigre

- **Les produits laitiers** .... 2 portions par jour

Pour info : 150 g de fromage blanc à 20 % de MG = 1 bol de lait = 30 g de fromage

- **Les matières grasses** .... 3 portions par jour

Pour info : 1 cuillère à soupe d'huile = 1 tasse de crème fraîche à 30 % de MG = 10 g de beurre

- **Les féculents** .... 6 portions par jour

Pour info : 80 g de pain = 4 pommes de terre = 150 g de riz cuit

- **Les fruits et légumes** .... 5 à 10 portions par jour

Pour info : 200 à 250 g de fruits rouges = 1 gros fruit = 250 g de légumes crus ou cuits

1 cuillère à soupe (15 ml) correspond à :

- 40 g de crème fraîche
- 25 g de sucre
- 20 g de raisins secs

- 25 g de beurre mou
- 25 g de concentré de tomates

1 tasse à thé (15 cl) correspond à :

- 100 g de farine
- 125 g de riz long
- 135 g de sucre
- 120 g de cacao en poudre
- 110 g de semoule
- 50 g de noix épluchées

1 cuillère à café (5 ml) correspond à :

- 8 g de sucre
- 10 g de confiture
- 14 g de cacao en poudre

1 verre d'eau (20 cl) correspond à :

- 160 g de riz long
- 150 g de lentilles
- 160 g de haricots secs
- 120 g de coquillettes
- 175 g de sucre
- 135 g de farine

EFFET D'OPTIQUE

Si vous n'arrivez pas à réduire vos portions et que vous avez la fâcheuse tendance à vous servir plus qu'il n'en faut, achetez des assiettes moins grandes : vos portions se réduiront d'elles-mêmes !

Marre d'être gonflée ?

Le sel (sodium) et l'eau sont étroitement liés. Si l'organisme retient du sel, il retient également de l'eau et, inversement, quand il perd de l'eau, il élimine aussi du sel. En temps normal, l'organisme requiert 1 à 2 g de sel par jour afin d'assurer ses fonctions physiologiques et métaboliques normales, et comme les besoins sont accrus en cas de forte chaleur ou d'effort prolongé (on y vient !), un apport normal de sel provenant de l'alimentation se situe davantage aux alentours de 6 à 8 g par jour.

Ce qui vous attend si vous consommez trop de sel

Le problème est que l'on s'habitue vite à manger plus salé. Entre la consommation d'aliments industriels et le maniement intempestif de la salière, on en vient parfois à consommer plus de 12 g de sel par jour !

Or, il faut savoir qu'un excès de sel peut être néfaste pour la santé, provoquant une fuite du calcium dans les urines – ce qui fragilise les os – et une augmentation de la pression artérielle. D'autre part, le sel ouvre l'appétit et donne ainsi l'occasion aux cellules adipeuses (adipocytes) de prendre du volume – ce qui peut être la cause de nombreux troubles circulatoires et au final, de l'apparition de la cellulite (voir chap. 2).

Pour l'heure, suivez ces quelques bons plans pour éviter de vous gaver de sel :

Ayez la main légère

Versez moins de sel dans l'eau de cuisson des aliments et ne resalez pas à tour de bras une fois le plat servi. Nous consommons 4 kg de sel par an, soit 2 fois plus que la dose maximale fixée par l'Organisation mondiale de la santé !

Optez pour...

... une salière dotée d'un seul trou de petite taille. Au mieux, achetez de la fleur de sel de Camargue ou de Guérande : sa qualité est telle que quelques grains suffiront à obtenir un vrai goût salé.

Faites le test

En deux semaines environ, votre palais s'habituera à des saveurs nouvelles et moins prononcées.

Remplacez le sel...

... par des épices et des aromates, tout aussi efficaces pour relever le goût de vos plats.

Soyez inventive

Ajoutez à vos sauces ou à vos plats de l'ail, des oignons, de l'échalote, des légumes aromatiques, de la tomate fraîche, des champignons, des poivrons...

N'oubliez pas...

... les pignons de pin, les graines de sésame, les noix, les amandes, etc. pour donner des saveurs subtiles à vos plats.

Faites des associations

Mariez des fruits et des légumes, comme les carottes râpées et les raisins secs, le chou rouge et la pomme, etc.

Utilisez des produits frais

Et ce aussi souvent que possible. Saviez-vous que 75 % du sel consommé provient des produits alimentaires industriels ? Le pain de mie, les biscottes, le fromage, la charcuterie, les sauces prêtes à l'emploi, les soupes, les viennoiseries et les amuse-gueules en contiennent plus qu'il n'en faut !

Cuisinez des sauces et vinaigrettes maison

Et faites-vous plaisir avec des vinaigres aromatisés (à la framboise, à l'échalote, etc.) pour leur donner un goût plus corsé.

Préparez vous-même vos potages

En effet, les soupes du commerce sont très salées. Utilisez des légumes aussi variés que possible et ajoutez, en fin de cuisson, une cuillère de crème fraîche ou une noix de beurre. Vous pouvez en faire en quantité et congeler ensuite des portions-repas.

Évitez de cumuler

Attention à l'association d'aliments naturellement salés au cours d'un même repas. Charcuterie, fromage et saumon fumé ne font pas bon ménage.

Limitez-vous

1 portion de fromage par jour (30 g) peut être complétée par des yaourts ou du fromage blanc, qui, eux, ne sont pas salés.

Privilégiez certains modes de cuisson

La cuisson en papillote (vos viandes et poissons sont couchés sur un lit de légumes) ou les courts-bouillons (ajoutez-leur un bouquet garni et des aromates ou des épices) sont des modes de cuisson idéals.

Et enfin, buvez !

C'est encore le meilleur moyen de prévenir la rétention d'eau. Méfiez-vous en revanche de certaines eaux gazeuses dont la teneur en sodium est élevée.

LE SEL SE CACHE PARTOUT

- **1/4 de baguette = 1 à 1,34 g de sel env.**
- **1 bol de soupe aux poireaux en brique = 1,78 g de sel env.**
- **100 g d'escalope de poulet panée avec fromage sous vide = 2,32 g de sel env.**
- **150 g de jeunes carottes en conserve = 1,14 g de sel env.**
- **1 tranche de saumon fumé = 1,51 g de sel env.**
- **50 g de cacahuètes salées = 1,23 g de sel env.**
- **1 yaourt nature = 1,13 g de sel env.**
- **1 crêpe au jambon surgelée = 1,25 g de sel env.**
- **1 bol de corn flakes = 0,96 g de sel env.**

Ne vous trompez pas de sucre !

Eh oui ! Car il n'y a pas qu'un type de sucre ! Il y a, d'un côté, ceux qui vous veulent du bien (les sucres lents ou complexes) et, de l'autre, ceux qui en veulent à votre silhouette (les sucres simples ou rapides) – deux catégories de glucides dont les structures moléculaires diffèrent. Et s'il est vrai que les sucres sont couramment montrés du doigt, il n'en reste pas moins que les sucres complexes ont été réhabilités par le Programme national Nutrition Santé et les nutritionnistes. Pâtes, pain, céréales et autres pommes de terre ne sont donc plus à bannir lorsque l'on veut maigrir et c'est tant mieux. Quoi de plus délicieux en effet qu'une belle assiette de spaghettis ?

L'index de glycémie (voir plus loin) définit les glucides en fonction de l'action exercée sur le taux de glucose dans le sang : la glycémie. Car les sucres rapides se distinguent des sucres lents par leur vitesse d'assimilation. Au lieu d'être lentement assimilés, les sucres rapides, comme leur nom l'indique, passent aussitôt dans le sang et apportent une énergie immédiate. À la différence des sucres lents (contenus dans les féculents), ils ont un goût sucré provenant de la saccharose (sucre de table), du lactose (sucre du lait), du glucose et du fructose (sucre des fruits). Et comme les graisses, les sucres rapides sont soit visibles (sucre en morceaux ou en poudre), soit contenus dans certains aliments naturels (fruits, laitages nature...). On les retrouve également en grande quantité dans les produits transformés (gâteaux, bonbons, plats cuisinés, sodas, desserts lactés...).

OÙ SE CACHENT-ILS ?

Les sucres simples (dits rapides)	Les sucres complexes (dits lents)
• dans le sucre de table	• dans les céréales
• dans les confiseries et les sirops	• dans les légumes secs
• dans les fruits, les jus de fruits et les sodas	• dans le pain, les pâtes et le riz complets
• dans les desserts industriels	• dans les flocons d'avoine

Les mauvais côtés des sucres rapides

Pourquoi sont-ils tant décriés ?

Ils favorisent le stockage

Très rapidement assimilés, surtout en dehors des repas, les produits sucrés déséquilibrent l'organisme. L'apport important d'énergie qu'ils procurent est rapidement transformé en graisses.

Ils aiguisent l'appétit

Les glucides à index glycémique élevé font grimper le taux de sucre dans le sang et entraînent une sécrétion abondante d'insuline par le pancréas. Mauvais plan car l'insuline, lorsqu'elle atteint un pic, fait redescendre la glycémie de manière très rapide, provoquant alors une sensation de faim et une envie accrue de... produits sucrés ! Un vrai cercle vicieux !

Ils provoquent une dépendance

Plus on consomme de produits sucrés, plus on a tendance à trouver les aliments « nature » fades et insipides, donc à les sucrer.

Ils font grossir

Toutes les raisons mentionnées précédemment font que le sucre est facteur d'obésité et de nombreuses maladies allant du diabète aux maladies cardiovasculaires. De plus, le sucre, déjà calorique en soi (1 g de saccharose = 4 kcal), est souvent associé à des graisses (notamment dans les viennoiseries, les gâteaux, les glaces...) – ce qui élève encore plus la facture calorique. Effet dévastateur garanti sur les cellules graisseuses !

UNE QUESTION DE GÈNES

Les études des anthropologues et celles des généticiens le démontrent : nous avons, tout comme nos ancêtres du paléolithique, des gènes de « chasseurs-cueilleurs » et sommes programmés pour une alimentation riche en protéines et pauvre en glucides.

Mode d'emploi pour bien gérer sa consommation

Évidemment, l'idéal pour votre ligne et votre santé serait de réduire au maximum vos apports en glucides simples. Mais comme l'on sait qu'en tant que bonne paresseuse, vous ne manquez jamais une occasion de vous faire plaisir, voici au moins quelques conseils pour limiter les dégâts :

Ne vous privez pas complètement de sucre

C'est votre carburant énergétique. Le sucre est d'ailleurs la seule source d'énergie de votre cerveau ; ce dernier a besoin de l'équivalent de 1 morceau de sucre par heure pour bien s'activer. À défaut d'obtenir sa ration quotidienne, votre corps se servira tout seul en détruisant du muscle qu'il convertira en glucides !

Optez systématiquement pour des aliments naturellement sucrés

Si les produits sucrés sont synonymes de « bonheur » et de « plaisir », ils le sont moins pour vos hanches ! Une seule solution : évitez au maximum tous les produits industriels sucrés comme les gâteaux, les viennoiseries, les bonbons, les glaces, les desserts lactés, les barres chocolatées... et rabattez-vous sur les aliments naturellement sucrés comme les fruits et les produits portant la mention « sans sucres ajoutés ». D'ailleurs, saviez-vous que le fructose, présent dans les fruits, a un pouvoir sucrant plus élevé que le sucre de table ? De quoi vous contenter !

Limitez la quantité de sucre que vous consommez chaque jour

Vous ne devriez pas dépasser 60 g de sucre par jour, c'est-à-dire l'équivalent de 5 cuillères à soupe. Bien entendu, il est très difficile de comptabiliser le sucre des pâtisseries, des sodas, des céréales du petit déjeuner, du chocolat, du miel, de la confiture... Toutes ces petites choses dont vos placards sont remplis ! Alors, regardez attentivement les étiquettes.

UNE BOMBE CALORIQUE

La paresseuse gardera à l'esprit que 1 canette de cola (33 cl) représente l'équivalent de 7 morceaux de sucre. Si vous êtes du genre accro, rabattez-vous plutôt sur la version *light*.

Cuisinez maison

Vous craquez pour les pâtisseries et les gâteaux ? Alors cuisinez-les vous-même et n'hésitez pas à réduire les quantités de sucre indiquées dans les recettes. Par exemple, pour réaliser des blancs en neige, comptez 10 g de sucre par blanc au lieu de 50 g ! Pensez aussi aux fruits : les pêches et les poires sont naturellement sucrées et permettent de réduire considérablement les sucres des préparations culinaires. Autre astuce : utilisez un chocolat dégraissé, mais fort en goût. De même, il vaudrait mieux ajouter 1 cuillère à café de confiture ou de miel dans votre yaourt nature plutôt que de consommer un yaourt aux fruits industriel et hyper sucré.

Augmentez vos rations de sucres « lents »

Préférez manger des pâtes, du riz complet, des pommes de terre et des légumes secs pour avoir l'énergie nécessaire au bon fonctionnement de votre organisme, plutôt que de risquer des crises de fringale durant lesquelles vous vous rabattrez forcément sur des produits trop sucrés.

EN RECRUDESCENCE

L'alimentation des pays développés fait la part belle aux glucides. En témoigne le nombre croissant d'obèses, y compris parmi les enfants. Pire encore : des études récentes (le suivi de 128 000 médecins et infirmières pendant 12 ans) montrent une corrélation élevée entre la consommation de glucides et le risque de cancers et de maladies cardiovasculaires ! Malheureusement, les ventes de produits sucrés ont fait un bond de 300 % ces trente dernières années :

- **l'utilisation du sucre dans les produits lactés a doublé entre 1983 et 1992 ;**
- **la consommation de sodas était de 8,3 litres par personne et par an en 1950, elle atteint désormais 38,3 litres ;**
- **la consommation de produits glacés est passée de 1 kg par personne et par an en 1960 à 14 kg en 1995.**

Pièges à sucre

Ou comment ne plus voir les aliments de la même façon. Voici les quantités de sucre contenues dans certains aliments et boissons.

1 bouteille de cola .... 20 sucres

1 paquet de biscuits fourrés au chocolat .... 15 à 20 sucres

1 canette de cola, ou 1 mousse au chocolat,
ou 1 barre chocolatée .... 7 sucres

1/4 de baguette ou 4 biscottes .... 6,5 sucres

1 poire Belle-Hélène .... 6 sucres

1 pain au chocolat ou 1 croissant .... 5 sucres

1 part de flan ou 100 g de crème anglaise .... 4 sucres

2 boules de glace .... 3 sucres

1 c. à café de confiture ou 4 carrés de chocolat .... 2 sucres

1 bonbon ou 2 petits-beurre .... 1 sucre

1 c. à soupe de sauce tomate industrielle .... 1/2 sucre

Soyez aussi particulièrement vigilante en ce qui concerne les sucres ajoutés auxquels on ne pense pas toujours, dans les biscuits apéritifs, le ketchup, la bière et même les saucisses de Strasbourg !

LES PETITS PLANS DANS LES GRANDS

- **Bon plan n° 1 – En dégustant vos pâtes *al dente*, vous réduirez encore plus la poussée d'insuline, car les sucres pénétreront dans le sang en petite quantité et progressivement.**
- **Bon plan n° 2 – Les fibres permettent d'atténuer le pic glycémique de nombreuses denrées riches en sucres. De plus, elles réduisent l'apport calorique d'un plat en piégeant dans leurs réseaux fibreux certains nutriments comme les lipides, qui seront ainsi éliminés.**
- **Bon plan n° 3 – Ne grignotez pas n'importe quand ! Craquez plutôt pour un dessert en fin de repas : les conséquences pour votre ligne seront moindres.**

L'insuline et les bourrelets : une grande histoire d'amour !

Dans l'univers merveilleux des sucres, mieux vaut choisir ceux qui ont un faible index de glycémie. Pourquoi ? Tout simplement parce qu'il entretient un rapport étroit avec le stockage des graisses ! Certes, un aliment ayant un index glycémique élevé est utile quand l'organisme est en demande énergétique (en cas d'effort soutenu, par exemple), mais si ce n'est pas le cas, il engendre une sécrétion massive d'insuline, l'hormone qui stocke le gras en bonne petite ouvrière ! Une paresseuse qui mange trop sucré et se retrouve en hyperglycémie n'échappe donc pas à la formule suivante :

Hyperglycémie → Sécrétion d'insuline → Stockage des graisses

Attention au diabète !

Le rôle de l'insuline est de contrôler le niveau de sucre dans le sang. Le bon fonctionnement de cette régulation dépend de « senseurs », des récepteurs d'insuline disposés sur la membrane des cellules. Or, ces récepteurs peuvent se désensibiliser. C'est ce qui arrive lorsque le taux de sucre dans le sang est trop souvent élevé. Ce phénomène est appelé « résistance à l'insuline ».

Pour compenser cette insensibilité, le pancréas fabrique alors de plus en plus d'insuline pour obliger les récepteurs à répondre. Certaines personnes deviennent tellement résistantes à l'insuline que la quantité d'hormones requise pour obtenir une réponse des récepteurs (et abaisser le taux de sucre dans le sang) est supérieure à ce que leur pancréas peut fabriquer : c'est le diabète de type 2.

Le diabète a des conséquences graves sur la santé, car l'excès d'insuline encourage les reins à retenir le sel et les fluides, stimule la production de cholestérol et de triglycérides et épaissit la partie musculaire des parois artérielles – ce qui accroît la pression du sang et donc la tension. De plus, l'excès d'insuline envoie aussi un message aux adipocytes : il réduit le métabolisme basal, convertit les graisses alimentaires en graisses de réserve et décourage leur utilisation comme source d'énergie.

Dans une certaine mesure, l'influence de l'insuline est contrebalancée par celle d'une autre hormone métabolique, le glucagon, dont les effets sur l'organisme sont opposés. Mais lorsque la présence d'insuline est trop importante, l'équilibre apporté par le glucagon est rompu.

Lueur d'espoir dans ce tableau noir : le diabète de type 2 est très souvent réversible (dans 80 à 85 % des cas), lorsque les personnes qui en sont atteintes perdent du poids.

Les effets dévastateurs du grignotage

Vous le savez mieux que quiconque : il est difficile de résister aux sucreries quand une fringale vous tenaille. Mais pourquoi donc ?

Tout simplement parce que la sensation de faim est due à une baisse de la glycémie, le taux de glucose dans le sang. Si vous mangez des produits sucrés, votre organisme les dégrade systématiquement en glucose. Or, les aliments à index glycémique élevé sont transformés très rapidement et leur absorption peut donc entraîner un important pic glycérique (contrairement aux aliments à index glycémique bas qui sont dégradés lentement).

Or, quand la glycémie augmente subitement, en réponse à la consommation d'aliments à index élevé, le taux d'insuline augmente lui aussi et active les enzymes responsables du stockage des graisses, processus qui engendre à son tour la formation de nouvelles cellules adipeuses ! Ainsi, si vous passez votre temps à grignoter des sucreries, votre organisme va stocker directement le surplus de sucre que vous avez dans le sang dans vos cellules adipeuses – le seul moyen qu'il ait trouvé pour évacuer une arrivée trop massive de sucre.

Pour couronner le tout, une augmentation subite de la glycémie étant suivie d'une chute importante du taux de sucre dans le sang (jusqu'à un niveau inférieur à la normale), vous allez vous retrouver avec une faim de loup dans les une à deux heures qui suivent. Avouez que tout cela n'est pas très bon pour les bourrelets !

UNE DIFFÉRENCE DE TAILLE

Une étude menée à l'Hôtel-Dieu, à Paris, a mis en évidence une augmentation significative de la taille et du nombre de cellules graisseuses chez des sujets sains à qui l'on a fait suivre un régime à base d'aliments à index glycémique élevé pendant six semaines – ce qui ne fut pas le cas des personnes soumises à un régime alimentaire à index glycémique bas, dont l'évolution fut suivie dans le même temps. À vous d'en tirer les conclusions qui s'imposent !

L'index à la loupe

Vous voilà prévenue : l'intérêt de consommer des glucides dépend de leur index glycémique (IG), c'est-à-dire du temps qu'ils mettent à passer dans le sang. L'index de référence est celui du glucose, le sucre le plus hyperglycémiant : 100. Si cet index est compris entre 0 et 50, il s'agit de sucres dits « lents » (ou « complexes »), et s'il est compris entre 50 et 100, il s'agit de sucres dits « rapides » (ou « simples »).

Plus l'index d'un aliment est bas, plus sa vitesse de diffusion dans l'organisme est lente et plus la sensation de faim est retardée. Les aliments à index bas calment donc la faim et dispensent de l'énergie plus longtemps dans le corps. De plus, lorsqu'un aliment contient en plus des protéines et des graisses, sa vitesse de pénétration dans le sang est freinée ; c'est pourquoi le chocolat noir, par exemple, a un indice de glycémie faible – qui s'en plaindrait ?

Les aliments à index glycémique élevé

- Le glucose 100
- Les pommes de terre au four 95
- Le pain de mie 95
- La purée de pommes de terre 90
- Le miel 90
- Les carottes 85
- Les corn flakes, les pop-corn 85
- Le sucre blanc 75
- Le pain blanc 70
- Les céréales raffinées sucrées 70
- Les barres chocolatées 70
- Les biscuits 70
- Le maïs 70
- Le riz blanc 70
- Le chocolat au lait 70
- La betterave 65
- La banane 60
- La confiture 55
- Les pâtes blanches 55

Les aliments à index glycémique bas

- Le pain complet 50
- Le riz complet 50
- Les petits pois 50
- Les céréales complètes nature 50
- Les flocons d'avoine 40
- Les jus de fruits sans sucre 40
- Le pain de seigle complet 40
- Les pâtes complètes 40
- Les haricots rouges 40
- Les laitages 35
- Les haricots secs 30
- Les lentilles 30
- Les fruits frais 30
- Le chocolat noir 20
- Les légumes frais 15
- Le soja 15

Réguler sa glycémie

Certains facteurs freinent la pénétration des sucres rapides dans le sang. La situation peut donc tourner à votre avantage...

- **Si vous faites attention à la cuisson et à la préparation.** Troquez, quand vous en avez le temps, la purée prête à l'emploi pour une purée de pommes de terre maison au pouvoir glycémiant moins élevé de 30 %.

- **Si vous ne consommez pas de sucre en dehors des repas.** L'index glycémique d'un aliment contenant des sucres rapides est renforcé s'il est consommé de manière isolée, c'est-à-dire en dehors des repas. Mieux vaut donc craquer pour une petite gourmandise à la fin du déjeuner plutôt qu'au beau milieu de l'après-midi.
- **Si vous jouez les associations.** N'omettez pas les fibres lorsque vous consommez des glucides. Accompagnez vos féculents de légumes verts pour diminuer l'apport glucidique du plat tout en vous assurant une bonne satiété : courgettes et riz, tomates à la provençale, nouilles chinoises et brocolis vapeur, etc. Même chose pour les légumes secs que vous marierez avec des légumes frais : pois chiches et fenouil, flageolets mijotés et tomates, etc.
- **Si vous ajoutez un zeste de citron.** Augmentez l'acidité de vos plats afin de diminuer leur pouvoir glycémiant. Que diriez-vous de pâtes aux crevettes ou de noix de Saint-Jacques arrosées d'un jus de citron et parsemées de ciboulette ou de coriandre ?

LE TRISTE SORT DES ÉGYPTIENS

Les archéologues sont parvenus à démontrer que c'est avec le développement massif de l'agriculture que sont apparus la plupart des problèmes de santé des peuples de l'Égypte ancienne.

Les Égyptiens avaient une alimentation trop riche en sucres : ils consommaient entre 2 et 2,5 kg de pain par jour et adoucissaient leurs plats avec du miel. L'étude des momies montre qu'ils souffraient de multiples infections bactériennes et parasitaires et que leurs terribles problèmes dentaires étaient accompagnés d'abcès et de gingivites. Contrairement à ce que suggèrent les silhouettes longilignes des hiéroglyphes, ils étaient souvent obèses et même fort adipeux comme en témoignent les peaux très plissées des momies. Lors des dissections, l'on mit en évidence des artères épaissies et marquées par l'hypertension, obstruées et calcifiées par des dépôts de cholestérol jusqu'au stade le plus avancé de l'athérosclérose. La longévité des Égyptiens de l'époque dépassait d'ailleurs rarement les 30 ans !

Ne vous privez surtout pas de féculents

Les féculents sont des sucres lents d'origine végétale, riches en protéines, qui fournissent l'énergie dans laquelle votre organisme va puiser tout au long de la journée. Vous n'avez donc pas intérêt à les bannir sous peine de souffrir d'hypoglycémie, de multiplier les coups de pompe et de finir par compenser à grands renforts de sucres rapides, directement assimilés et stockés aux mauvais endroits. Selon les recommandations officielles, les glucides lents devraient représenter pas loin de 50 % de nos apports énergétiques quotidiens.

Les féculents à la loupe

Riches en amidon, les féculents ont pour principale fonction d'apporter à l'organisme des glucides à index glycémique bas, c'est-à-dire lentement assimilables. Sous ce terme de « féculents » se cachent les produits d'origine céréalière (pâtes, riz, blé entier ou concassé, maïs), les légumineuses (lentilles, pois chiches, pois cassés, haricots blancs, haricots rouges, flageolets, petits pois) et les pommes de terre.

Malgré un apport énergétique relativement élevé (100 g de pâtes, riz ou semoule = 300 à 350 kcal ; 100 g de pommes de terre = 80 kcal ; 100 g de lentilles ou haricots blancs = 250 à 300 kcal...), les féculents cumulent bien des atouts.

Ils apportent une énergie durable

Riches en amidon, les féculents libèrent progressivement des calories facilement utilisables par les muscles et le cerveau. Ils représentent donc l'aliment idéal de l'active ou de la sportive que vous êtes... Rectification : que vous allez bientôt devenir !

Ils sont bons pour la santé

Outre le fait qu'elles diminuent la tension artérielle et le taux de mauvais cholestérol, les fibres facilitent le transit intestinal et l'élimination des toxines.

Ils apportent plein de bons nutriments

En plus de l'amidon qu'ils contiennent, les féculents sont riches en protéines végétales, en vitamines du groupe B et en magnésium : toutes ces choses qui participent au bon équilibre physique et nerveux.

Ils rassasient

En régulant la glycémie, leurs sucres lents sont doucement assimilés et évitent les regains d'appétit. Associées à un liquide, leurs fibres remplissent l'estomac et calment la faim, tandis que leurs protéines favorisent la combustion d'énergie, c'est-à-dire de calories.

ÇA CHANGE TOUT !

La valeur calorique de certains aliments varie pernicieusement selon leur mode de préparation. C'est le cas de la pomme de terre :

- **En robe des champs : 81 kcal pour 100 g (index glycémique bas).**
- **En purée : 91 kcal pour 100 g.**
- **Au four : 105 kcal pour 100 g.**
- **En frites : 275 kcal pour 100 g.**
- **En chips : 520 kcal pour 100 g (index glycémique élevé).**

Privilégiez les fibres

Les fibres ont de nombreux bienfaits qui en font les précieuses alliées des candidates à la minceur. Les aliments qui en contiennent ont un faible index de glycémie. Ce sont d'ailleurs très souvent des féculents.

Le top du top des aliments riches en fibres

Nous avons sélectionné pour vous le best of des aliments à base de fibres :

- **le son brut :** 47 g de fibres pour 100 g ;
- **les haricots secs :** 25 g de fibres pour 100 g ;
- **les lentilles :** 11,6 g de fibres pour 100 g ;
- **les pâtes complètes :** 9,5 g de fibres pour 100 g ;
- **le riz complet :** 9,1 g de fibres pour 100 g ;
- **le pain complet :** 8,5 g de fibres pour 100 g ;
- **les flocons d'avoine :** 7 g de fibres pour 100 g ;
- **les petits pois :** 6,3 g de fibres pour 100 g ;
- **les flageolets :** 6,3 g de fibres pour 100 g.

Les bienfaits des fibres pour le corps

On ne saurait trop vous conseiller de les incorporer le plus souvent possible à votre alimentation, pour les raisons suivantes :

Elles ont un effet « piégeur de graisses »

Tous les aliments riches en fibres sont d'exceptionnels alliés « minceur ». Ils ont le pouvoir d'emprisonner dans leurs fibres une partie des graisses et des sucres avant même qu'ils ne soient assimilés par l'organisme, c'est-à-dire transformés en énergie, si les conditions l'exigent, ou sous forme de gras en cas d'excès.

Elles sont moins caloriques

Les aliments riches en fibres sont moins caloriques, à poids égal, que des aliments équivalents pauvres en fibres ou qui en sont dépourvus. Le riz complet est, par exemple, moins calorique que le riz blanc. Même constat pour le pain complet, moins calorique que le pain blanc.

Elles font office de coupe-faim

Certaines fibres ont la propriété de se gorger d'eau – ce qui diminue la sensation de faim et vous permet de « tenir » mieux entre les repas.

Elles ont un effet laxatif

Les fibres luttent contre la constipation. Lorsqu'on mange moins, le bol fécal diminue et durcit. Les fibres alimentaires permettent donc de maigrir sans passer par la case « constipation », dans la mesure où elles augmentent et fluidifient le bol fécal. Mais elles augmentent aussi le temps de transit intestinal, processus qui nécessite lui aussi de l'énergie – autant de calories qui ne seront pas stockées dans vos réserves adipeuses !

Elles demandent un effort de mastication

Résultat : vous mangez plus lentement, vous assimilez mieux vos aliments et leurs vitamines et vous profitez du plaisir de manger – ce qui vous évite, soit dit en passant, les frustrations et les fringales.

Traquez sans relâche les mauvaises graisses

Macronutriments les plus énergétiques, les matières grasses (ou lipides) sont présentes dans notre alimentation sous deux formes : les graisses visibles, comme l'huile, le beurre et la margarine, et les graisses cachées, présentes dans les viandes grasses, les poissons gras... ainsi que celles ajoutées dans les plats préparés.

Notez que le rapport calorique entre les glucides (1 g = 4 kcal) et les lipides (1 g = 9 kcal) varie du simple au double. Ainsi un aliment ou un plat riche en lipides (comme les plats cuisinés industriellement) vous apporte deux fois plus d'énergie que la même quantité de pâtes ou de légumes. Ce qui signifie concrètement que vous aurez plus de mal à vous débarrasser de ces excès lipidiques si vous êtes plutôt sédentaire ! Pour autant, vous ne pourrez bannir entièrement les lipides de votre vie ! Une femme, et *a fortiori* une paresseuse, peut en effet consommer jusqu'à 75 g de matières grasses par jour.

TOUJOURS PLUS

La part des lipides dans l'alimentation des pays développés est passée en quelques années de 25 à 40 % de la ration alimentaire journalière.

Les bonnes et les mauvaises graisses

Pour rester mince et en bonne santé, les lipides doivent représenter environ 1/3 de votre alimentation, répartis de la manière suivante : 50 % d'acides gras mono-insaturés, 25 % d'acides gras saturés et 25 % d'acides gras poly-insaturés (notamment les oméga 3 et 6). Car le gras peut avoir du bon ! Les graisses apportent beaucoup de calories, mais elles jouent aussi un rôle essentiel au sein de l'organisme : elles sont indispensables au bon fonctionnement du cerveau, des nerfs et du système hormonal, au renouvellement des cellules, au bon état de la peau, des cheveux et des muqueuses... Et puis, un régime sans gras rend souvent triste, pâle, faible et sans libido ! Cependant, il est essentiel de bien les discerner et les choisir.

Les acides gras saturés

Ce sont les graisses que l'on retrouve dans la majorité des produits d'origine animale (viande, beurre, laitages) et des aliments transformés (viennoiseries, plats industriels, biscuits, glaces, barres chocolatées, chips...). Elles favorisent le « mauvais » cholestérol, bouchent les artères, augmentent le risque de maladies cardiovasculaires et vous apportent de la cellulite !

ON N'EST JAMAIS MIEUX SERVIE QUE PAR SOI-MÊME

Les plats industriels sont très riches en acides gras saturés. Si vous en achetez, veillez toujours à ce que les préparations affichent moins de 8 % de lipides. Et d'une façon générale, préférez les aliments naturels auxquels vous ajouterez vous-même les matières grasses pour en contrôler la qualité et la quantité.

Les acides gras insaturés

Mono ou poly-insaturés, ces bons acides gras se trouvent essentiellement dans les poissons gras (sardine, thon, maquereau, hareng, saumon) et les huiles végétales. Ils diminuent quant à eux les risques cardiovasculaires en fluidifiant le sang. On retrouve parmi eux des acides gras essentiels, les oméga 3 et 6, qui maintiennent l'élasticité de la peau et contribuent à l'équilibre nerveux et hormonal.

EN PRATIQUE

Mangez de la viande (100 à 150 g) ou de la charcuterie (30 g) 2 à 3 fois par semaine ; du poisson au minimum 3 fois par semaine ; du fromage (30 g) 1 jour sur 2 ; 10 à 20 g de beurre cru et 2 cuillères à soupe (20 g) d'huile, en alternant colza, noix, olive... 1 fois par jour.

Comment débusquer les graisses cachées ?

Si vous êtes candidate à la minceur, vous feriez bien de vous préoccuper d'abord des graisses cachées, avant de surveiller au gramme près l'assaisonnement de vos salades :

Préférez le lait écrémé...

... au lait demi-écrémé, même s'il vous paraît plus insipide au début. Quant au lait entier, n'y pensez même pas : il renferme des graisses animales, c'est-à-dire des acides gras saturés, et sa valeur calorique est de 65 kcal pour 100 ml contre 34 kcal pour le lait écrémé.

Optez pour les yaourts à 0 % de MG

Bon point : les 0 % ne contiennent pas du tout de lipides. Si vous les trouvez plus acides et moins crémeux, vous pouvez toujours les sucrer à l'aspartame.

Choisissez des aliments moins riches en graisses

N'achetez vos produits qu'après avoir lu consciencieusement les étiquettes. Prenez de toute façon l'habitude d'éviter les préparations industrielles et autres plats tout prêts, même s'ils sont soi-disant allégés en graisses.

Privilégiez les viandes maigres

Vous ferez la part belle aux dindes, lapins et poulets en tout genre, en préférant les morceaux blancs, moins gras que la cuisse ou l'aile, et en faisant l'impasse sur leur belle peau dorée.

Mangez du jambon cuit...

... à la place du jambon cru. Le jambon blanc ordinaire n'est peut-être pas le top de la sophistication culinaire, mais il a le mérite d'être plus riche en protéines et moins gras que le jambon de Parme et ses comparses.

CHARCUTERIES

Vous êtes du genre « bonne vivante » ? Vous préférez la ripaille aux repas macrobiotiques ? La table des calories qui suit peut malgré tout vous aider à conserver la ligne :

- **Le jambon maigre : 115 kcal pour 100 g.**
- **Le rôti de porc : 133 kcal pour 100 g.**
- **Le jambon sec : 167 kcal pour 100 g.**
- **L'andouillette : 232 kcal pour 100 g.**
- **Le boudin : 256 kcal pour 100 g.**
- **Le pâté : 312 kcal pour 100 g.**
- **Les rillettes : 379 kcal pour 100 g.**
- **Le foie gras : 487 kcal pour 100 g.**
- **Le salami : 569 kcal pour 100 g.**

Stop aux idées reçues !

La paresseuse s'intéresse à l'avenir... de ses cuisses en posant les bonnes questions.

Peut-on consommer les bonnes graisses sans modération ?

Il ne faut pas exagérer !

S'il faut favoriser les bonnes matières grasses végétales, notamment les oméga-3 dont on a généralement tendance à manquer (se rabattre sur les huiles de colza et de noix, ainsi que les poissons gras), il n'en demeure pas moins que, comme tous les lipides, les « bonnes » matières grasses sont très caloriques, quelle que soit leur nature ! D'ailleurs, on dit de l'huile d'olive qu'elle est bonne pour la santé et pour le régime. C'est vrai pour la santé car l'huile d'olive contient des acides gras essentiels, mais elle n'en demeure pas moins une huile, avec ses 99 % de lipides et ses 9 calories par gramme, au même titre que n'importe quelle autre huile d'origine végétale.

Existe-t-il des aliments / boissons sans matières grasses ?

Ils sont pléthoriques !

Les fruits, les légumes, l'eau, les produits laitiers à 0 % de MG. C'est également le cas des pâtes, si et seulement si elles sont accompagnées d'une sauce aux légumes et non pas à la crème ! Quant aux poissons, ils ne sont pas entièrement dépourvus de matières grasses, mais la plupart en contiennent peu, comme la sole, le cabillaud, le colin, le merlan, la raie et même le poulpe et la seiche. D'ailleurs cette dernière, riche en protéines, est l'une des chairs animales les plus maigres (0,9 g de matières grasses pour 100 g) et les moins caloriques (72 kcal pour 100 g). Et si vous êtes d'humeur, n'oubliez pas les crevettes, la langouste, le homard, les coquilles Saint-Jacques et le crabe (peu riche en lipides avec 1,3 g de matières grasses pour 100 g, mais bourré de protéines avec 8 g pour 100 g).

FRÈRES JUMEAUX

Le saumon fumé n'est pas plus gras que le saumon frais, mais il ne faut pas en abuser car sa haute teneur en sel peut avoir tendance à favoriser la rétention d'eau.

Faut-il consommer les graisses plutôt en début ou en fin de journée ?

Plutôt en début de journée !

Il est recommandé de manger en plus petites quantités et moins gras le soir. Si vous faites un dîner trop gras, vous aurez du mal à digérer, sans compter que vous stockerez toutes ces calories puisque vous n'aurez pas l'occasion de les brûler.

Les produits laitiers allégés privent-ils l'organisme de certains bienfaits ?

Pas du tout !

Les produits allégés gardent leur teneur en protéines et en calcium malgré la disparition des matières grasses. Et question calories, ils sont les alliés de votre ligne.

LA MAIN LÉGÈRE

Remplacez la moitié de l'huile de vos mayonnaises par du fromage blanc à 0 % de MG et la moitié de l'huile de vos vinaigrettes par de l'eau ou du jus d'orange.
Diminuez aussi systématiquement les quantités de crème fraîche par 2 et pensez à fouetter vigoureusement toutes les sauces allégées : c'est un excellent moyen de leur donner du liant et plus de goût par la même occasion.

ON LIMITE LES DÉGÂTS

Si vous tenez vraiment à faire une friture, voici quelques petits conseils pour limiter l'apport des calories :
- Ne cuisez pas plus longtemps que nécessaire.
- Limitez la surface de contact (faites de grosses frites et évitez les chips).
- Égouttez bien les aliments frits au-dessus de la friteuse.
- Laissez reposer sur un papier absorbant.

Ouvrez l'œil !

Nous y voilà ! Le raisonnement est simple, mais sans appel : pour perdre de la cellulite, il va vous falloir perdre de la graisse et donc des kilos. Or, pour perdre du poids, il est nécessaire de réduire vos apports caloriques. Car s'agissant de régime alimentaire, tout est question de qualité mais aussi de quantité. Et, en supposant que vous soyez sédentaire, il est indispensable d'équilibrer vos apports caloriques en fonction de vos faibles dépenses énergétiques (vous allez rectifier le tir après avoir lu le chapitre suivant). Quoi qu'il en soit, il ne s'agit pas de se priver : manger est bon, manger est nécessaire ; ce qui est néfaste, ce sont les excès !

En effet, si vous mangez plus que ce que vous brûlez, l'excès énergétique se transforme très logiquement en graisse – un surplus qui va gentiment se déposer dans les parties de votre corps que vous souhaiteriez justement voir maigir comme peau de chagrin. En revanche, si ce que vous mangez est inférieur à ce que vous brûlez, votre corps ira puiser dans ses réserves : vous perdrez de la graisse et de la cellulite par la même occasion. Au passage, sachez qu'en mangeant sensiblement moins, vous absorberez moins de sel et donc éliminerez mieux. Autre recommandation : ne vous privez pas de protéines, au risque de voir votre masse musculaire réduire considérablement (voir chap. 4).

LES PETITS PLANS DANS LES GRANDS

- **Bon plan n° 1 – Buvez surtout en dehors des repas car un repas sans boisson est plus « bourratif » et plus rassasiant.**
- **Bon plan n° 2 – Consommez vos jus de fruits frais avec la pulpe car celle-ci est riche en fibres, en vitamines et en oligoéléments.**
- **Bon plan n° 3 – Dégraissez vos aliments et préférez la cuisson au gril.**

Coup d'œil sur les nutriments

Ils assument d'importantes fonctions au sein de votre organisme.

Les glucides

Ce sont des sucres que l'organisme utilise comme carburant pour faire travailler les muscles et les neurones et dont le surplus est stocké sous forme de graisse.

Les lipides

Ce sont des matières grasses qui entrent dans la composition des membranes cellulaires du cerveau et du système nerveux. Si l'on en manque, la peau se dessèche et les vaisseaux perdent de leur souplesse. Les lipides en excès produisent du mauvais cholestérol et sont stockés principalement dans les hanches et les fesses.

Les protéines

Elles participent, au même titre que les vitamines, au développement et à l'entretien de l'organisme et des muscles. Si l'on en manque, l'organisme les utilise en priorité et stocke encore plus les graisses.

Coup d'œil sur les calories

La notion de « calories » devrait être familière à toute paresseuse soucieuse de son poids : il s'agit de la quantité de chaleur nécessaire pour élever de 1 °C 1 litre d'eau. Cela ne vous éclaire pas beaucoup ? Disons que cette notion permet de retranscrire la quantité d'énergie délivrée par les différents aliments : elle a pour objectif de les analyser d'un point de vue énergétique. Pour les apports en calories, le plus simple est de garder à l'esprit les quelques lignes suivantes :

- **1 g de glucides (sucres)** = 4 kcal
- **1 g de protéines** = 4 kcal
- **1 g de lipides (graisses)** = 9 kcal
- **1 g d'alcool** = 7 kcal

La valeur énergétique varie donc du simple (glucides/protéines) au double (lipides). De la même manière, le coût énergétique de leur assimilation par l'organisme varie lui aussi :

- **Pour stocker les lipides**, votre organisme dépense 4 % de l'énergie fournie.
- **Pour stocker les glucides**, votre organisme dépense 26 % de l'énergie fournie.
- **Pour stocker les protéines**, votre organisme dépense plus de 30 % de l'énergie fournie.

Conclusion : non seulement les lipides apportent plus de calories mais, pire, ils ne demandent même pas de gros efforts pour être utilisés !

« De combien de calories ai-je besoin ? »

Vous pouvez calculer les calories quotidiennes qui vous sont nécessaires selon votre niveau d'activité physique. En retirant 500 au chiffre obtenu, vous saurez ce que vous devez manger pour perdre 500 g par semaine.

Multipliez votre poids par les chiffres suivants :

Paresseuse sédentaire	**Paresseuse modérément active (marchant 3 km par jour)**
(Votre poids × 26,4) – 500	(Votre poids × 33) – 500

Ainsi, une paresseuse modérément active de 72 kg devra cibler :

- les 2 376 kcal/jour pour maintenir son poids ;

- les 1 876 kcal/jour pour perdre 500 g par semaine ;
- les 1 376 kcal/jour pour perdre 1 kg par semaine.

ATTENTION !

Ne descendez jamais en dessous des 1 200 kcal/jour, sinon votre métabolisme ralentirait et stockerait les graisses à tout va.

Le rapport GPL

Pour toutes celles qui se poseraient la question, il ne s'agit ni d'une nouvelle essence ni d'un récent rapport de la Comission européenne ! C'est en fait l'équilibre nutritionnel quotidien qu'il faudrait gentiment s'efforcer de respecter entre protéines, lipides et glucides :

- **G comme *glucides* :** 55 à 60 % des apports journaliers recommandés (dont 1/5 de sucres rapides et 4/5 de sucres lents)
- **P comme *protéines* :** 12 à 15 % des apports journaliers recommandés (viande, poisson, œufs, laitages...)
- **L comme *lipides* :** 30 à 35 % des apports journaliers recommandés (beurre, huile, fromages...)

Quant à la répartition idéale des apports caloriques tout au long de la journée, elle est la suivante :

- 30 % pour le petit déjeuner ;
- 40 % pour le déjeuner ;
- 30 % pour le dîner.

LE PRIX DE LA GRAISSE

Chacun de vos kilos représente quelque 9 000 calories à éliminer. Pour visualiser à quoi correspondent 10 kg de graisse (soit 90 000 calories), imaginez 33 plaquettes de beurre de 125 g ou 135 sandwichs à la baguette !

La meilleure stratégie dans tout ça ?

Un régime efficace ne se contente pas de prescrire une alimentation stricte sur un laps de temps limité. Il essaie au contraire de transmettre les principes d'une efficacité durable, en proposant certains changements d'attitudes face à la nourriture. Il s'agit d'une part de mieux choisir ses aliments, et d'autre part de modifier certains aspects de son comportement alimentaire (rythme des repas, manger à sa faim, etc.) et de son style de vie (activité sportive, stress, etc.). Ces changements d'attitude ne permettront de maigrir durablement que si on les intègre à son quotidien et que l'on en fait des habitudes.

ÉPATANT !

Tous les jours, votre corps « traite » de 1 à 1,5 kg de nourriture ! Autant donc bien le nourrir !

Mes aliments santé / minceur

Entre le boulot, les enfants, Jules et les courses, vous n'avez ni le temps de peser tout ce que vous mangez, ni la force de compter vos calories de façon obsessionnelle – et c'est compréhensible ! Personne ne vous jette la pierre ; cependant, sans devenir une acharnée de la calculette, il serait fort utile que vous achetiez une table des calories. En attendant de le faire, cet ouvrage vous donne des repères viables pour manger équilibré. Consulter un nutritionniste est également fort utile si vous souhaitez que l'on vous établisse un programme personnalisé.

La viande rouge (100 à 150 g)

Consommez-en 2 à 3 fois par semaine, de préférence au déjeuner à cause de la graisse qu'elle contient. Elle apporte des protéines et du fer qui permet de recharger les batteries.

La viande blanche (100 g)

Vous pouvez consommer de la volaille 3 fois par semaine, y compris au dîner. Elle apporte des protéines et du fer, tout comme la viande rouge.

Les œufs

Vous pouvez en manger 2 fois par semaine.

Le poisson (150 g)

Vous pouvez manger du poisson blanc et maigre 2 à 4 fois par semaine (2 à 3 fois par semaine pour le poisson gras), que ce soit au déjeuner ou au dîner. Le poisson est une très bonne source de protéines et contient du phosphore bénéfique pour la mémoire.

Les légumes frais crus ou cuits

Riches en vitamines, en eau, en sels minéraux, mais aussi en fibres, consommez-en 3 à 4 portions par jour, aux différents repas. Ceux de couleur rouge et jaune renferment du bêta-carotène, un excellent anti-âge.

Les féculents

Ils doivent faire partie de votre alimentation journalière (80 g par jour, soit 2 à 3 portions). Consommez-les de préférence en début de journée. Ils contiennent des sucres lents, des fibres et du magnésium pour vous donner de l'énergie jusqu'au soir. De plus, les légumineuses comme les lentilles, les haricots secs, les pois et les fèves contiennent de précieuses protéines.

Les laitages

Consommez 2 produits laitiers de 30 g par jour. Privilégiez le lait, les yaourts et les fromages à pâte molle contenant moins de 25 % de MG à chaque repas. Optez pour les allégés et réservez les mousses au chocolat et autres douceurs à quelques rares occasions. Les laitages contiennent des protéines ainsi que du calcium indispensable pour garder des os solides.

Les fruits

Les fruits sont d'excellentes sources de vitamines, d'eau, de sels minéraux et de fibres pour rester en forme toute la journée – à condition de les consommer le matin ou à la mi-journée. 2 par jour sont un strict minimum.

ASSOCIATION DE MALFAITEURS

Un hamburger ou un gâteau au chocolat de temps à autre ne sont pas mauvais pour le moral. Abstenez-vous toutefois de les associer avec encore plus de lipides et de glucides, car ils se transformeraient en bombes caloriques. Exemples édifiants : 1 hamburger de 100 g = 280 kcal / 1 hamburger dégoulinant de sauce = 580 kcal ; 1 part de gâteau au chocolat = 450 kcal / 1 part de gâteau au chocolat avec 1 boule de glace à la vanille = 650 kcal !

Vos meilleures armes anti-cellulite

L'objectif d'un programme anti-graisse sérieux n'est pas seulement de perdre du poids. Encore faut-il modifier sa silhouette, c'est-à-dire le rapport masse grasse / masse maigre de votre corps, pour avoir non seulement de jolies formes, mais aussi pour accroître votre capacité à brûler en permanence plus de calories. En fait, c'est le miroir et la taille de vos vêtements qui doivent vous guider, plus que la balance.

Pour réaliser ce louable projet, il va falloir développer votre masse musculaire et diminuer votre masse graisseuse en faisant du sport (il faut vous y faire : c'est incontournable) et en vous nourrissant de façon appropriée, c'est-à-dire ni trop ni trop peu. Perdre de la graisse n'est pas simple, car la démarche implique de repenser son mode de vie. En effet, si le poids dépendait uniquement du rapport entre les entrées (alimentation) et les dépenses (activité physique, métabolisme de base), il suffirait de réduire les premières et d'augmenter les secondes pour en perdre – ce qui est vrai, mais en partie seulement. Car il faut aussi prendre en compte ce que les scientifiques appellent « le *set point* », c'est-à-dire « le poids naturel » de chacun, un poids d'équilibre que l'organisme s'acharne à défendre en se débrouillant tant bien que mal pour que la masse grasse soit relativement constante !

Comment savoir si vous êtes à votre « poids naturel » ?

Vous êtes à votre « poids naturel » si celui-ci reste stable lorsque vous mangez à votre faim et que votre relation à la nourriture reste saine. Mais attention ! le « poids naturel » n'est pas toujours le poids que l'on souhaiterait avoir. Ce n'est donc pas la peine de vous martyriser avec des régimes si vous êtes stable sur la balance ; mieux vaut vous rabattre sur une bonne hygiène de vie incluant un maximum d'activités physiques.

En revanche, vous n'êtes pas à votre « poids naturel » dès lors que vous avez sollicité votre système de régulation de façon excessive ! Si vous êtes de celles qui s'affament pour perdre 3 ou 4 kg avant l'été ou après les fêtes de fin d'année, il est temps d'être un peu raisonnable et de changer radicalement de mode de vie.

Quelques conseils pour adopter la bonne attitude

Votre mission si vous l'acceptez : cesser de régler vos états d'âme à coups de nourriture, retrouver vos sensations naturelles de faim et de satiété, adopter de bons réflexes alimentaires, réviser bien des jugements sur l'amaigrissement et – aux grands maux, les grands remèdes – vous dépêcher de chausser vos baskets !

Mangez !

Pour espérer maigrir, il faut remplir son estomac de façon raisonnable et lui laisser le temps d'envoyer son message de satiété à votre cerveau (posez vos couverts – il faut compter 20 minutes !). Il faut aussi, à volume égal, consommer des aliments de moindre densité calorique. Les lipides, par exemple, ont beau être difficiles à digérer, mais également deux fois plus énergétiques que les glucides et les protéines : ils ne créent pas pour autant un sentiment de satiété rapide. En revanche, les protéines maigres contenues dans la dinde (sans peau), le jambon (sans gras), les œufs (durs ou à la coque), le poisson et le fromage blanc allégé sont de vrais coupe-faim. À vous d'en faire bon usage !

Abusez des fibres

Calmez votre appétit de façon naturelle et conservez un transit intestinal régulier en consommant suffisamment de fibres. Trop complexes pour être assimilées par l'organisme, les fibres sont volumineuses et assurent un sentiment de satiété durable. De plus, elles sont non caloriques, diminuent et retardent l'absorption des autres aliments, freinent la sécrétion d'insuline et préviennent aussi de nombreuses maladies !

Les aliments qui en contiennent le plus sont les légumes verts et les féculents complets. N'hésitez pas à les associer à chaque repas pour vous caler l'estomac. Une idée ? Retrouvez le plaisir d'une assiette de lentilles assaisonnée de jus de citron et parsemée de persil. C'est délicieux, et vous profiterez du meilleur anti-fringale qui soit : une association 100 % gagnante de sucres lents, protéines, fibres, vitamines et minéraux !

Assurez-vous une bonne dose de protéines

Les protéines sont des armes anti-graisse. Consommez-en au moins 1 g par jour et par kilo de poids, de préférence étalées sur 3 repas. Votre organisme a besoin de protéines pour construire et entretenir sa musculature. Votre métabolisme, lui, en a besoin pour tourner à plein régime ; les protéines le stimulent en participant au bon fonctionnement de la glande thyroïde – dont la fonction principale est justement la régulation du métabolisme.

Les aliments contenant des protéines sont le poisson, la volaille (enlevez la peau), la viande rouge (débarrassez-vous de la graisse avant cuisson), les œufs, le fromage frais ou pauvre en matières grasses ainsi que le tofu. Si vous avez faim entre les repas, c'est le signe que vous devez augmenter légèrement votre ration de protéines.

Ne mangez pas n'importe quoi n'importe comment !

Évitez les graisses saturées (viandes grasses, beurre, etc.), car ce sont elles que l'organisme convertit le plus aisément en graisses de réserve. Choisissez plutôt des lipides sains, comme ceux contenus dans l'huile d'olive, les noix ou les avocats. Et, de manière générale, oubliez les orgies de sucres rapides et limitez votre consommation d'alcool à 1 verre de vin rouge de qualité par jour.

Régulez votre glycémie pour éviter les fringales

Vous ne devez pas dépasser une ration de 55 g de sucres par jour. Choisissez de préférence des produits non raffinés (pâtes, riz et pain complets) riches en fibres. Ces dernières tentent de barrer la route des sucres qui se pressent de pénétrer l'organisme. La preuve : si vous prenez un bon petit dessert bien sucré en fin de repas, sa facture énergétique en sera diminuée d'environ 10 % – ce qui n'aurait pas été le cas si vous l'aviez consommé de manière isolée.

LES BARRES DE CÉRÉALES

Bien tentantes pour des en-cas rapides, les barres de céréales peuvent être une bonne source de fibres alimentaires et sont certainement meilleures pour la ligne et pour la santé que 1 paquet de chips ou 1 barre chocolatée. Mais elles ne sont pas toujours aussi saines qu'elles en ont l'air et peuvent contenir jusqu'à 17 g de lipides et beaucoup de sucres. Lisez bien les étiquettes !

Buvez !

Boire de l'eau en quantité (au moins 1,5 litre d'eau par jour entre les repas) peut vous aider dans votre combat contre la cellulite ! En effet, une bonne hydratation accroît les échanges entre les cellules adipeuses et le liquide dans lequel elles baignent, favorisant de ce fait la lipolyse (libération des cellules graisseuses). Hydrater votre corps, c'est faciliter le travail de tous les organes – et dans le cas de la cellulite, c'est une nécessité !

Optez pour les « bons » allégés

Une paresseuse grande consommatrice de yaourts ou de beurre aura tout à gagner si elle prend la version allégée de son produit favori, sans en augmenter la quantité, bien entendu. Cela implique que vous sachiez décrypter les étiquettes avant de vous jeter sur les produits qui portent des étiquettes « allégé » ou « 0 % de matières grasses ». Car les marques se sont mises à alléger tout et n'importe quoi, tant et si bien que le consommateur se trouve perdu, voire berné. Certains produits, par exemple, sont allégés en lipides, mais contiennent une quantité importante de glucides !

POUR VOUS Y RETROUVER

- **« Allégé » : le produit doit contenir 25 % de graisses en moins qu'un produit normal.**
- **« 0 % de matières grasses » : le produit ne doit contenir qu'une trace infime de graisses, de l'ordre de 0,15 g pour 100 g.**
- **« Pauvre en matières grasses » : le produit contient moins de 5 g de matières grasses pour 100 g.**
- **« *Light* » : c'est un terme trompeur, puisqu'il n'indique pas nécessairement que l'on a affaire à un produit « minceur ». Il peut tout simplement signifier que la texture de l'aliment est plus légère que d'habitude. La meilleure façon de connaître le contenu d'un produit *light*, en termes de calories ou de matières grasses, reste de comparer l'information nutritionnelle avec celle d'un produit normal équivalent.**

○ Le lait écrémé

Totalement dépourvu de graisses, il n'apporte que 34 kcal aux 100 ml – contre 46 kcal pour le lait demi-écrémé et 65 kcal pour le lait entier. Il est parfois enrichi en fibres ou aromatisé à la vanille. Choisissez-le de préférence enrichi en vitamines A et D pour vous assurer votre dose de vitamines quotidienne.

○ Les matières grasses allégées

Elles affichent généralement 40 % de MG et sont donc 2 fois moins grasses que le beurre ou la margarine. Les 10 g nécessaires à vos tartines n'affichent que 40 kcal au lieu des 76 attendus. Mais ne doublez pas la dose pour autant – ce que l'on a tendance à faire lorsqu'il s'agit de produits allégés ! Pensez aussi aux fromages fondus allégés (idéals pour les sandwichs) qui ne contiennent que 20 kcal par portion et un peu de calcium et de protéines en prime !

○ La crème fraîche allégée

La crème fraîche fait partie des bons petits plats, mais elle fait redouter le pire. Pour autant, sachez que, même en version classique, la crème fraîche demeure moins calorique que l'huile ou le beurre. Et pour cause : elle ne contient que 30 % de matières grasses, contre près de 100 % pour l'huile et 83 % pour le beurre. Encore une fois, ce n'est pas une raison pour en abuser : 1 cuillère à café de crème fraîche rendra vos plats succulents. Choisissez une version allégée à 15, 8 voire 5 % de matières grasses !

○ Les yaourts, fromages blancs et autres desserts *light*

Ils sont bons, surtout ceux aux fruits, et permettent d'économiser pas mal de calories. Ils sont fabriqués à partir de lait écrémé et contiennent des édulcorants à la place du sucre. Portez votre choix sur ceux qui ne dépassent pas 85 kcal par pot.

○ Les fromages « pauvres en graisses »

Optez pour ceux qui ne dépassent pas les 30 % de matières grasses et sortez-les du réfrigérateur une demi-heure avant de les déguster pour plus de saveur et de moelleux.

○ Les sauces, vinaigrettes ou mayonnaises allégées

Elles sont devenues courantes. Bien relevées, elles sont 2 à 3 fois moins grasses que les assaisonnements classiques. Vous pouvez leur ajouter un soupçon d'huile d'olive ou de noix ainsi qu'un filet de jus de citron pour personnaliser leur saveur et améliorer l'équilibre en acides gras de votre alimentation.

SANS SUCRE = SANS CALORIE ?

Les édulcorants dits « intenses », comme l'aspartame, la saccharine ou le cyclamate, ont un pouvoir sucrant très important et un apport calorique tout à fait négligeable. C'est ce qui fait leur intérêt dans les yaourts, boissons et autres produits *light*.
Il n'en va pas de même pour les polyols, qui remplacent parfois le sucre dans les confiseries ou les chewing-gums dits « sans sucre ». Les polyols ont un apport calorique loin d'être négligeable, puisqu'il est d'environ 2,4 kcal par gramme, contre 4 kcal pour le sucre et les autres glucides.

TROQUEZ, TROQUEZ-MOI !

Vous pouvez remplacer 25 g de fromage à moins de 50 % de matières grasses par (au choix) :

- **1 yaourt entier sans sucre**
- **200 ml de lait demi-écrémé**
- **125 g de fromage blanc à 20 % de MG**
- **1 demi-tranche de jambon**
- **1 œuf**

Faites une orgie de fruits et de légumes

Qu'ils soient cuits, nature ou arrosés d'un filet d'huile d'olive, abusez des fruits et des légumes, légers en calories et riches en fibres.

La valeur calorique des fruits frais oscille entre 28 et 90 kcal pour 100 g. Outre les fruits secs, assez caloriques, on aurait tort de s'en priver ; il faudrait même en manger plusieurs par jour (n'oubliez pas qu'ils sont une excellente source de vitamines et de fibres). S'il n'y a pas de fruits tabous – comme la banane, la cerise ou le raisin –, il n'existe pas non plus de fruits miraculeux – non, l'ananas ne « brûle » pas les graisses !

Quant aux légumes, ils doivent faire partie intégrante de votre alimentation quotidienne. La grande majorité d'entre eux est dépourvue de matières grasses, leur teneur importante en fibres en fait des coupe-faim d'exception, et ils sont tous riches en micronutriments précieux pour votre santé (vitamines, sels minéraux, oligoéléments, antioxydants).

Alors, à vos salades ! Ajoutez-y une source de protéines (dés de jambon, lamelles de blanc de poulet, dinde émincée, thon, saumon ou crabe) et dégustez. Gare à l'assaisonnement toutefois !

Mettez-vous au vert

Si les plantes ne font pas maigrir comme par enchantement, elles constituent toutefois des alliées de choix pour lutter contre la rétention d'eau, favoriser l'élimination des déchets organiques, stimuler le déstockage des graisses et réguler l'appétit. Faciles à utiliser, vous les trouverez sous la forme de gélules, de tisanes, de boissons ou d'ampoules dans les pharmacies, les parapharmacies et les grandes surfaces.

Attention toutefois ! les plantes ont des principes actifs très puissants et sont donc à manier avec précaution. Vous veillerez à respecter scrupuleusement les indications portées sur l'emballage.

Voici une sélection de plantes efficaces pour remodeler en douceur votre petit corps de paresseuse :

○ Le thé vert

Encore appelé « thé vierge », le thé vert est un thé non fermenté élaboré à partir des feuilles séchées du théier. Doté d'un pouvoir à la fois diurétique et amincissant, il permet de combattre la rétention d'eau et, par voie de conséquence, la cellulite. Il stimule la lipolyse puisqu'il favorise le déstockage et l'évacuation des lipides accumulés dans les cellules graisseuses. Il limite aussi l'absorption des lipides et des glucides. Décidément très bon pour la santé, il apporte enfin un soutien efficace contre les maladies cardiovasculaires et le cholestérol.

○ La reine-des-prés

La reine-des-prés (feuilles et sommités fleuries) possède des actifs anti-inflammatoires. En outre, en éliminant l'eau et les déchets accumulés dans les cellules graisseuses, cette plante diurétique aide à désinfiltrer les tissus cellulitiques.

○ Le chiendent

Son rhizome (tige souterraine) est doté d'une action diurétique liée à la présence de sel de potassium.

○ L'ananas et la papaye

L'ananas et la papaye sont disponibles sous forme de gélules. La tige de l'ananas contient une enzyme qui favorise la résorption des œdèmes au niveau des capitons. La papaye facilite quant à elle l'élimination de la cellulite en fragmentant les protéines, les pectines et certains sucres et lipides présents dans les amas graisseux.

LA DIÉTÉTIQUE ANTI-CELLULITE ASIATIQUE

Au Japon, l'énergie vitale régit, entre autres, la diététique. Cette dernière classe en effet les aliments en fonction du yin (aliments permettant de drainer et de purifier le métabolisme) et du yang (aliments permettant de le stimuler).

- Côté yin : les légumes verts. Certains comme les asperges ou les artichauts drainent le foie ; d'autres comme les salades, le chou de printemps et les haricots verts le « boostent ». Si le radis noir est excellent pour la vésicule, le blanc agit sur les graisses superficielles ; tous deux se mangent comme la carotte, râpés ou cuits. Également yin, les céréales, comme le millet, sont diurétiques. Quant à l'orge, il contribue à nettoyer le corps des graisses animales accumulées durant l'hiver.
- Côté yang : les algues. La *kouchan* (en vente dans les magasins de diététique) est reminéralisante et la *nori*, utilisée pour les sushis, élimine les graisses animales. D'ailleurs, ce même poisson cru (*sushi*) est composé de protéines maigres qui stimulent le métabolisme.

« Boostez » votre métabolisme avec des brûle-graisses d'exception

Tout est bon à prendre lorsqu'il s'agit de purifier votre organisme et d'activer le métabolisme des graisses ! Cela tombe bien : voici tout un tas de légumes qui vont vous y aider...

L'artichaut

Il contient de la cynarine, une substance active qui aide à purifier les déchets accumulés dans l'organisme.

Le brocoli

Il contient de la vitamine C et du calcium qui aide à brûler les graisses. C'est en plus un champion de la prévention anti-cancer.

L'endive

Elle produit une substance amère, l'intybine, qui stimule la digestion et le métabolisme.

Le poivron (rouge, vert ou jaune)

Il possède des propriétés diurétiques, tonifiantes et anti-infectieuses. Il permet aussi de limiter la mise en réserve des graisses, de modérer l'appétit et d'éliminer une partie des sucres et des graisses avant leur assimilation.

Le chou

Il réduit les bourrelets en régularisant le métabolisme des sucres et modère l'appétit grâce aux fibres, à la vitamine C, au magnésium, au fer, au calcium, à l'iode et au zinc qu'il contient. Rien que ça !

Le céleri

Ce légume a des propriétés diurétiques, digestives et laxatives. Il active le métabolisme des graisses grâce à ses substances amères, ses hormones végétales et ses huiles essentielles. Il réduit également l'appétit et permet d'éliminer une partie des sucres et des graisses dans les selles.

Le poireau

C'est votre allié anti-rétention d'eau par excellence. Il désengorge les organismes encombrés et fatigués par la suralimentation en chassant les toxines et combat la cellulite. Un autre avantage, et non des moindres : il permet aux sportifs (et aux sportives !) de lutter contre les courbatures après l'effort musculaire.

L'aubergine

Elle permet d'intercepter les graisses absorbées au cours du repas et de les capturer dans ses fibres, freinant ainsi le passage des lipides dans le sang. En revanche, il faut la cuire sans trop de matières grasses du fait de son petit côté « éponge » durant la cuisson. Un dernier conseil : ayez la main légère avec le parmesan sur vos gratins d'aubergines.

Le raifort et le radis

Leurs huiles essentielles luttent contre la rétention d'eau et activent la digestion.

L'oignon

Il abaisse le taux de glycémie et active l'élimination des graisses. Il combat la cellulite et chasse l'eau, élimine les toxines et purifie l'organisme.

Le persil

Il a des vertus diurétiques, dépuratives, détoxiquantes et modératrices de l'appétit. Il a une action anti-cellulite en diminuant la mise en réserve des graisses.

Petite sélection perso de 10 aliments « minceur » tout à fait géniaux

Les aliments « minceur » n'ont pas de pouvoir magique, mais ils ont l'avantage d'être faiblement caloriques, très peu gras, voire pas du tout, rassasiants et bons pour la santé. Notez que les légumes, de même que les fruits, ne contiennent pas de lipides (au pire quelques traces seulement).

Ce que vous mettrez à l'honneur dans votre assiette

1. Le chou blanc ou rouge	0 g de lipides	26 kcal pour 100 g
2. Le fromage blanc	0 g de lipides	46 kcal pour 100 g
3. Les haricots verts	0,2 g de lipides	26 kcal pour 100 g
4. Le cabillaud (morue)	0,5 g de lipides	79 kcal pour 100 g
5. Les lentilles cuites	0,5 g de lipides	103 kcal pour 100 g
6. La sole	1 g de lipides	73 kcal pour 100 g
7. Le colin (ou merlu)	1,5 g de lipides	84 kcal pour 100 g
8. Le filet mignon de porc	3,2 g de lipides	113 kcal pour 100 g
9. La dinde ou le poulet (sans la peau)	4 g de lipides	124 kcal pour 100 g
10. La bavette	4 g de lipides	148 kcal pour 100 g

POUR ÉVITER LES PIÈGES DU SUPERMARCHÉ

Prévoyez à l'avance ce que vous allez manger sur une semaine. Faites une liste de vos achats et tenez-vous-y sans céder aux exigences impulsives des enfants.

Pas de petites économies !

Il est tout à fait possible de « tricher » en trouvant des astuces et des équivalents moins caloriques à vos aliments préférés. Vous perdrez ainsi du poids ou resterez parfaitement stable, en mangeant à votre faim et en vous régalant. Le secret de la minceur réside dans les choix de tous les jours. Et il suffit parfois de changer quelques petites choses pour voir l'aiguille de la balance pencher en votre faveur.

Regardez non seulement les calories, mais aussi le chiffre des graisses (ou lipides) que vous économisez. Imaginez la différence sur un an ! (Les calories et les lipides cités ci-dessous représentent une valeur moyenne. Ils varient de façon non négligeable selon les marques pour les aliments tout prêts.)

Petit déjeuner

Au lieu de...	Choisissez plutôt...	Vous économiserez...
3 biscottes (120 kcal)	2 tranches de pain complet (100 kcal)	20 kcal + 2 g de gras
1 c. à soupe de confiture (70 kcal)	1 compote sans sucre ajouté (50 kcal)	20 kcal
1 yaourt au lait entier sucré (130 kcal)	1 bol de fromage blanc à 20 % + 30 g de fraises (84 kcal)	46 kcal + 3,5 g de gras
1 grand jus d'orange sucré (145 kcal)	1 orange pressée (45 kcal)	100 kcal
1 bol de grains de riz soufflé et caramélisé (270 kcal) + 1 verre de lait entier	1 bol de corn flakes nature ou de flocons d'avoine + 1 verre de lait écrémé (200 kcal)	70 kcal + 2,5 g de gras

Au lieu de...	Choisissez plutôt...	Vous économiserez...
1 café au lait écrémé + 2 morceaux de sucre (70 kcal)	1 café noir + 1 sucrette (4 kcal)	66 kcal

Déjeuner

Au lieu de...	Choisissez plutôt...	Vous économiserez...
2 œufs mayonnaise (160 kcal)	4 bâtonnets de surimi + sauce au fromage blanc (120 kcal)	40 kcal +12 g de gras
1 salade de pommes de terre et de hareng fumé (535 kcal)	1 salade de tomates et mozzarella (380 kcal)	155 kcal + 3 g de gras
1 croque-monsieur + salade (430 kcal)	1 quiche aux poireaux et saumon (340 kcal)	100 kcal + 6 g de gras
1 entrecôte + 100 g de frites (620 kcal)	1 rumsteck + 100 g de blé cuit (540 kcal)	80 kcal + 27,5 g de gras
1 part de pizza 4 fromages (235 kcal)	1 part de pizza 4 saisons (185 kcal)	50 kcal + 4 g de gras
1 mousse au chocolat (445 kcal)	1 île flottante (125 kcal)	320 kcal + 24 g de gras
1 tarte au chocolat (380 kcal)	1 tarte au citron (220 kcal)	160 kcal + 12 g de gras

Goûter

	Au lieu de...	Choisissez plutôt...	Vous économiserez...
o	1 barre chocolatée (300 kcal)	1 tranche de pain complet + 4 carrés de chocolat noir (160 kcal)	140 kcal + 8 g de gras
o	1 croissant aux amandes (450 kcal)	1 croissant nature (180 kcal)	270 kcal + 6 g de gras
o	1 glace au chocolat (350 kcal)	1 sorbet aux fruits (120 kcal)	230 kcal + 20 g de gras

Dîner

	Au lieu de...	Choisissez plutôt...	Vous économiserez...
o	50 g d'olives noires (180 kcal)	50 g d'olives vertes (60 kcal)	120 kcal + 12,5 g de gras
o	50 g de cacahuètes (320 kcal)	50 g de saucisses cocktail (120 kcal)	200 kcal + 14 g de gras
o	1 bourbon (250 kcal)	1 verre de champagne brut (85 kcal)	145 kcal
o	1 louche de soupe de poisson (90 kcal)	1 louche de soupe de légumes (25 kcal)	75 kcal
o	200 g de spaghettis à la sauce carbonara (560 kcal)	200 g de spaghettis à la sauce tomate nature (220 kcal)	340 kcal + 4 g de gras
o	1 hachis	1 gratin de courgettes	95 kcal + 4 g de gras

Au lieu de...	Choisissez plutôt...	Vous économiserez...
Parmentier surgelé (300 kcal)	surgelé (105 kcal)	
2 poissons panés + pommes noisettes (570 kcal)	1 filet de poisson en papillote + pommes de terre bouillies (320 kcal)	250 kcal + 22 g de gras
1 cuisse de poulet + gratin de pâtes (500 kcal)	1 blanc de poulet + pâtes à la tomate (350 kcal)	150 kcal + 10 g de gras
1 part de 30 g de comté (125 kcal)	1 part de 30 g de camembert (104 kcal)	21 kcal + 6 g de gras
1 part de 30 g de brie (88 kcal)	1 part de 30 g de chèvre frais (24 kcal)	64 kcal + 15 g de gras
1 crème caramel (120 kcal)	1 flan au lait demi-écrémé (75 kcal)	45 kcal + 1,5 g de gras

10 astuces pour économiser des calories sans s'affamer

En troquant une ou deux mauvaises habitudes pour quelques bonnes, il est possible que vous perdiez plusieurs kilos sans trop vous fatiguer et que vous parveniez enfin à fermer votre « jean test » comme par enchantement. Vous ne trouvez pas que ça vaut le coup d'essayer ?

1. Multipliez les repas

Au lieu de faire 3 gros repas, optez pour 5 ou 6 petits repas de 200 à 400 kcal chacun. Cela vous permettra de maintenir votre taux de sucre stable et d'éloigner les envies irrépressibles.

2. Hydratez-vous

Buvez 1 ou 2 verres d'eau avant chaque repas de même que tout au long de la journée, pour vous couper la faim et ne pas vous déshydrater pendant vos activités physiques.

3. Tenez un journal alimentaire pendant une semaine

Ainsi saurez-vous exactement comment, quand et combien vous mangez (on se fait parfois des illusions !).

4. Accordez-vous un en-cas

Surtout avant d'aller dîner chez des amis ou au restaurant – ce qui vous empêchera de vous jeter sur la nourriture.

5. Zappez toutes les bombes caloriques

Finies les chips, la mayonnaise et autres quiches.

6. Remplissez votre estomac...

... de fibres, pain complet, légumes secs, etc. Vous vous sentirez plus vite rassasiée.

7. Contrôlez vos portions en sucres et graisses

Pour ne pas avoir à porter des vêtements XXL !

8. Mangez du poisson le plus souvent possible

Au moins 2 à 3 fois par semaine. Riche en protéines et pauvre en graisses, le poisson est extrêmement bénéfique pour votre ligne.

9. Diminuez votre consommation d'alcool

Réservez le verre de bon vin pour le week-end. De ce fait, vous ne vous remplirez pas de calories « vides » (non nutritives) qui ralentissent votre métabolisme et vous engraissent.

10. Consommez des aliments riches en eau

Les fruits (notamment le kiwi, la pastèque et la poire) et les légumes frais vous aideront à purger votre organisme et à mieux éliminer les toxines.

LE TOP DES MOINS DE 200 CALORIES

Pour vous montrer qu'à moins de 200 calories (la liste n'est pas exhaustive), vous ne mourrez pas de faim !

- 125 g de viande rouge maigre
- 125 g de poulet sans la peau
- 125 g de poisson blanc
- 100 g de jambon blanc
- 1 omelette nature (2 œufs) ou 2 œufs au plat
- 50 g de charcuterie ou de chair à saucisse
- 6 huîtres accompagnées de 2 tranches de pain de seigle + 10 g de beurre
- 50 g de crevettes roses + 1 c. à soupe de mayonnaise
- 300 g de moules
- 4 sardines à l'huile
- 500 ml de lait écrémé
- 1 bol de muesli (40 g)
- 200 g (poids cuit) de pâtes, riz, semoule ou couscous
- 100 g de tomates farcies à la viande
- 60 g (poids cru) de légumes secs
- 100 g de taboulé
- 2 pâtés impériaux (150 g)
- 1 assiette de soupe minestrone (200 ml)
- 1 assiette de soupe à la tomate (250 ml)
- 80 g de baguette

- 40 g de pain + 25 g de fromage
- 40 g de pain + 25 g de charcuterie
- 40 g de pain + 20 g de chocolat
- 50 g de pain + 10 g de beurre
- 2 c. à soupe d'huile
- 25 g de beurre
- 150 g (poids cuit) de pommes de terre + 5 g de beurre
- 1 gâteau de riz ou semoule au caramel (100 g)
- 1 entremets ou flan reconstitué (100 g)
- 1 mousse au chocolat *light* (125 g)
- 50 g de pain d'épice

20 FAÇONS D'AVOIR UNE SILHOUETTE DE RÊVE SANS MOURIR DE FAIM

1. Épicez votre sexualité !

Cela vaut sans doute le coup d'essayer ! Une étude américaine a démontré que les hommes et les femmes qui parviennent à perdre du poids ont une vie sexuelle plus satisfaisante.

2. Levez-vous !

Selon les statistiques, les minces ont tendance à rester plus souvent debout qu'assises. Résultat ? 350 calories en moins chaque jour.

3. N'en rajoutez pas !

Prendre 1 kg par an, c'est vite fait : il suffit de manger 100 calories de plus par jour, soit l'équivalent de 3 bouchées de votre plat préféré !

4. Ne sautez pas...

... de repas car votre organisme s'en souviendra. Sauter un repas ne vous fera pas perdre 1 seul gramme pour la simple et bonne raison que, mis en situation de famine, le corps ralentit son métabolisme et stocke davantage les graisses à venir !

5. N'oubliez pas vos protéines

Votre masse musculaire se nourrit de protéines. Or, maigrir fait perdre la masse maigre 8 fois plus rapidement que la masse grasse. Assurez-vous donc une bonne ration de protéines pour que votre organisme n'aille pas chercher son énergie en grignotant vos muscles !

6. Choisissez le bon pain

Pain complet, pain de seigle, pain aux céréales et pain au son sont préparés avec une farine qui n'a subi qu'un raffinage partiel. Plus riches en fibres que le pain blanc, ils calment mieux l'appétit.

7. Ne vous interdisez aucun aliment

Inutile de regarder la tablette de chocolat avec des yeux de chien battu ! Vous pouvez sans scrupule manger de temps en temps quelques carrés de bon chocolat pour éviter la frustration. Un petit plaisir occasionnel et mesuré n'ira jamais se loger sur vos hanches !

8. Répartissez vos apports caloriques

Manger trop à un repas et presque rien au suivant finit par perturber l'organisme. Le métabolisme ne fonctionne plus correctement, le foie sature et stocke allègrement les sucres et les graisses !

9. Ne vous martyrisez pas !

En éliminant simplement 500 petites calories par jour, vous perdrez 500 g de graisse par semaine. Pas la peine de vous affamer : changez quelques petites habitudes, troquez les bombes caloriques pour des aliments plus sains et faites vôtre l'adage suivant : « Les kilos perdus lentement le sont sûrement ! »

10. Grignotez...

... quelques noix, noisettes, amandes, pignons de pin et autres oléagineux. 10 d'entre eux représentent environ 100 calories, mais, selon une étude de l'*International Journal of Obesity Reports*, ils vous rassasieront plus longtemps que les autres snacks. De plus, jouer les écureuils vous apportera 40 % de vos besoins journaliers en oméga-3.

11. Mangez des pâtes

Oubliez la carbonara et autres bolognaises, et mettez de bons petits légumes sur vos pâtes. Ces derniers contiennent de l'eau : vous n'aurez donc pas besoin de sauce ; un filet d'huile d'olive devrait faire l'affaire. *Buon appetito !*

12. Garnissez...

... vos sandwichs (de pain complet) avec des feuilles de salade, quelques rondelles de tomate, de courgette, 2 tranches fines de dinde ou de jambon maigre, des tranches d'œuf dur, du blanc de poulet, un peu de moutarde ou de jus de citron, et des aromates. Le tour est joué !

13. Mangez plus au petit déjeuner

Selon une étude du *Children's Hospital* de Boston, les adultes qui prennent un bon petit déjeuner ont 50 % de chances en moins d'être obèses. Visez les 350 calories pour tenir le coup sans avoir de coup de pompe jusqu'au déjeuner.

14. Ayez le bon réflexe

Attendre avant d'être servie au restaurant est souvent fatal pour la ligne. Rien de tel pour se jeter sur la corbeille de pain et engranger des calories avant même de commencer le repas. Ayez plutôt le réflexe « carafe d'eau » : buvez lentement quelques verres qui vous feront patienter tout en freinant votre appétit et en vous remplissant l'estomac à peu de frais.

15. Mangez votre soupe !

On pourrait croire que, contrairement aux aliments solides, la soupe ne cale pas l'estomac. Toutes les études prouvent qu'il n'en est rien et que débuter le repas par une soupe réduit le montant calorique global de la journée.

16. Empêchez le sucré de faire du gras !

L'organisme remplit ses réserves de graisse en convertissant le glucose (ou sucre) non utilisé. Rappelez-vous, juste au cas où, que 100 g de biscuits correspondent à... 5 kg d'endives !

17. Épicez sans remords

Les nourritures épicées « boostent » temporairement le métabolisme et diminuent aussi la sensation de faim. Un petit jus de tomate avec un peu de poivre avant le repas (sans la vodka, SVP !) peut donc s'avérer utile.

18. Picorez !

Une étude effectuée par *The American Journal of Clinical Nutrition* a montré que réduire ses portions alimentaires de 25 % permettait de diminuer sa ration calorique quotidienne de 231 kcal. Et comme il n'y a pas de petits bénéfices...

19. Arrêtez de grignoter !

Le grignotage est un véritable pousse-au-crime ! Grignotez en rentrant du boulot ou avec les enfants, goûtez les bons petits plats en les cuisinant et vous aurez mangé deux fois avant même de vous être mise à table ! Stop ! 100 g de cookies équivalent à 1 petit salé aux lentilles et 1 tablette de chocolat vaut 1 cassoulet ! Prenez plutôt une vraie collation (yaourt, céréales ou fruit), histoire de vous caler jusqu'au souper.

20. Arpentez...

... les marchés, les épiceries fines et les grandes surfaces pour repérer les produits les plus frais et les plus savoureux. Plus vous opterez pour des produits de qualité, plus vous aurez de chances de diminuer vos apports caloriques ! De quoi garder la cuisse légère !

chapitre 4

Comment bouger pour puiser dans ses réserves de graisse

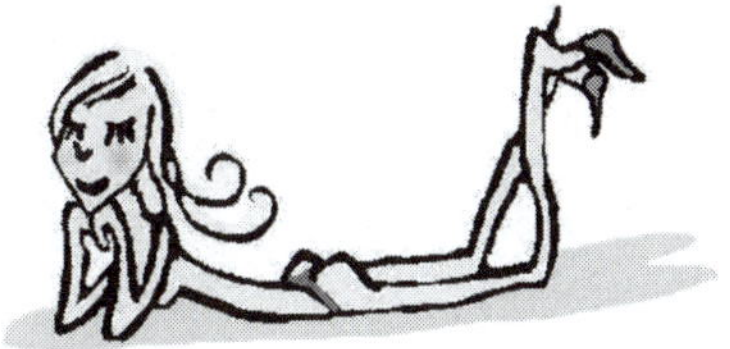

Perdre du poids sans rien faire, c'est possible ?

Eh bien, figurez-vous que non ! Pas de doute : pour perdre ses quelques kilos superflus, la paresseuse va devoir y mettre du sien. Or, on sait mieux que quiconque à quel point les mots *sport*, *exercice*, *gym* ou *muscu* vous soulèvent le cœur.

Bon, on efface tout et on recommence, car le porté de charentaises est une activité à haut risque pour une paresseuse qui ne veut pas ressembler à une poupée russe ! Et puisque vous avez acheté ce livre, il va bien falloir rentabiliser votre investissement. Un peu ? beaucoup ? intensément ? C'est à vous de voir. Soyez sans crainte : le but n'est pas de vous entraîner pour les jeux Olympiques, ni de lutter sans merci contre votre nature profonde, mais seulement de vous donner les moyens de garder – ou de retrouver – une silhouette harmonieuse et tant qu'à faire dépourvue de cellulite.

Changez votre fusil d'épaule

Il est grand temps de vous y mettre ! Mais aussi de vous convaincre, maintenant et pour toujours, que le sport est incontournable si vous souhaitez vous débarrasser de votre cellulite ! Bouger (tout en mangeant sainement) est le seul et unique moyen de se donner (ou de conserver au fil des années) une silhouette digne de ce nom.

Le sport ne vous veut que du bien

Le sport va accroître significativement votre masse musculaire et réduire votre masse grasse, tout en augmentant votre métabolisme basal. Résultat : non seulement vous allez vous raffermir et éliminer une bonne partie de votre cellulite, mais en plus vous brûlerez davantage de calories au repos, sans faire d'efforts supplémentaires !

Donc, plutôt que de manger moins (quoiqu'une petite réduction calorique ne vous ferait sans doute pas de mal), vous allez augmenter vos dépenses, heure par heure, jour après jour, semaine après semaine. Et là, miracle ! À l'issue d'une ou deux heures d'exercices soutenus ou d'un bon nombre de longueurs de piscine (il faut ce qu'il faut), vous vous apercevrez que votre ventre est plus plat et vos cuisses plus fermes.

TOUT BÉNEF

L'intérêt de l'activité physique est, entre autres, d'augmenter la masse musculaire afin d'accroître 24 heures sur 24 la dépense énergétique de base, celle qui permet de dépenser des calories même lorsqu'on dort !

Une question de rythme

Pour que votre motivation ne tourne pas court, il va falloir persévérer et adopter un rythme régulier. Sans cela, vous ne brûlerez que des glycogènes (des sucres) et ne perdrez que de l'eau, et non des graisses de réserve (l'horrible cellulite). Armez-vous de patience et de bonne volonté, car le processus est lent et parfois décourageant. À titre d'exemple, sachez que, pour se débarrasser de 10 kg de graisse superflue, il faudrait courir à une moyenne de 20 km/h... pendant 3 jours !

Une question de patience

Que cela ne vous déprime pas pour autant ! Votre programme d'activités physiques va être adapté à votre personnalité, votre emploi du temps et votre problème de cellulite. Il augmentera gentiment votre dépense en calories – atout majeur dans votre lutte contre les bourrelets. Ce programme vous aidera en outre à fortifier vos muscles et à améliorer votre tonus, votre moral et votre bien-être.

Conclusion : prenez votre mal en patience ! Ne laissez pas refroidir votre bel enthousiasme ! Vous allez devoir persévérer pour, petit à petit, récolter le fruit de vos efforts et constater les premiers bénéfices sur votre morphologie.

Une question de choix de vie

Vous dormirez mieux, vous mangerez mieux et vous vivrez tout simplement mieux. L'exercice physique réveille littéralement l'organisme. Celui-ci se met à sécréter plus d'hormones (testostérone, endorphines, hormones de croissance) qui agissent pour brûler les réserves, renforcer le tissu musculaire, les os et la peau ou simplement pour donner le moral. Et vous verrez que ce dynamisme retrouvé se traduit tôt ou tard sur la balance.

Vous allez faire les bons choix, c'est-à-dire préférer les sports qui font travailler votre endurance en douceur, comme le footing, le vélo, la natation ou la marche... Et, de la même façon, vous allez bouger un peu plus au quotidien, c'est-à-dire oublier votre voiture pour la marche à pied et laisser tomber les escalators pour grimper les escaliers (en contractant les fesses) ! Tous les moyens sont bons : des exercices qui mettent en action les parties les plus paresseuses de votre corps aux petites dépenses soutenues qui mettent votre organisme en éveil et l'entraînent à puiser dans ses réserves de graisse.

BIEN DANS SA PEAU

Que vous soyez ronde ou svelte, peu importe, l'activité physique reste une voie qui vous permettra de changer le rapport que vous entretenez avec vous-même, d'éveiller vos sens et de faire renaître votre joie de vivre.

Cette fois, c'est décidé, je chausse mes baskets !

À vous la fonte des graisses et le développement d'une musculature harmonieuse ! L'objectif peut paraître ambitieux, et pourtant les moyens d'y parvenir sont assez simples.

Vous perdrez votre cellulite à condition de :

- Contrôler ce que vous mangez (vous savez déjà tout si vous avez eu le courage de lire le chapitre 3).
- Dépenser au moins 300 calories par séance de sport.
- Mobiliser le plus de muscles possible.
- Vous entraîner régulièrement (au moins 3 fois par semaine).
- Pratiquer un sport d'endurance.
- Vous entraîner entre 30 et 45 minutes par séance.

Vous allez vous y mettre parce que :

- Le sport vous aidera à modifier vos habitudes alimentaires en vous apportant une sensation de bien-être physique et psychologique et en réduisant votre stress.
- Le sport vous aidera à réguler vos envies de sucres et de graisses.

- Le sport réduira votre graisse abdominale et donc votre risque de maladies cardiovasculaires.
- Le sport augmentera vos dépenses énergétiques de base et votre masse musculaire, et vous fera donc perdre du poids.
- Le sport renforcera votre santé physique : vous aurez moins de lumbagos et de douleurs articulaires.
- Le sport consolidera vos os : vous aurez moins de risques d'être exposée à l'ostéoporose en vieillissant.
- Le sport régulera certains de vos paramètres biologiques (augmentation du taux de bon cholestérol, diminution de la glycémie et des triglycérides).
- Le sport améliorera votre libido – et Jules vous en sera reconnaissant !
- Le sport vous fera mincir et réduira votre cellulite !

UN CHECK-UP S'IMPOSE

Avant de commencer un programme d'activités physiques, il faut être sûre que vous n'avez pas de problèmes de santé. Consultez un médecin du sport ou tout simplement votre médecin traitant. Dans tous les cas, rassurez-vous : il y aura toujours un sport fait pour vous – vous n'y couperez pas !

Tout ce que vous avez toujours voulu savoir sur le sport

Sans jamais oser le demander...

Pourquoi l'activité physique fait-elle maigrir ?

Chiffres à l'appui, l'énergie que vous dépensez quotidiennement augmente de 15 % si vous pratiquez une activité physique modérée et de 30 % si vous avez une activité physique soutenue (on y croit déjà moins !). C'est la preuve que toute activité physique, même modeste mais régulière, contribue à faire fondre les graisses et à mieux brûler les aliments trop caloriques.

Peut-on faire du sport quand on a un excès de poids ?

Eh bien justement, c'est le moment ou jamais de s'y mettre, même si ce n'est pas évident au début. Il ne faut surtout pas s'installer dans le cercle vicieux qui consiste à bouger de moins en moins, sous peine de voir ses dépenses énergétiques diminuer de plus en plus et, soit dit en passant, de prendre encore plus de poids.

« Quelles activités physiques dois-je pratiquer ? »

Toutes celles qui vous plairont et aussi toutes celles qui correspondent à vos capacités (réfrénez dans l'immédiat vos ambitions de marathonienne !) et à votre emploi du temps. 2 à 3 séances de 30 minutes par semaine sont déjà un bon début. Plus tard, vous aurez tout le loisir de viser 3 à 4 séances de 45 minutes chaque semaine.

Est-il possible de perdre essentiellement de la graisse ?

Vous pouvez y arriver en jouant sur deux tableaux : celui de l'alimentation, en sélectionnant ce que vous mangez, et celui de l'activité physique, en réfléchissant à la durée et à l'intensité que vous vous sentez capable d'assumer (lisez attentivement ce chapitre).

Y a-t-il des endroits du corps où la cellulite disparaît plus vite ?

La graisse disparaît plus rapidement au niveau du ventre ; plus en tout cas qu'au niveau des cuisses ou des fesses. La cellulite se niche rarement sur le ventre, contrairement à la graisse « ordinaire » dont c'est le lieu de prédilection. Mais c'est un mal pour un bien, car la graisse « ordinaire » est plus facile à combattre que la cellulite. Les cellules graisseuses présente dans le ventre ont une plus grande « disponibilité » qu'à d'autres endroits et cette graisse est mobilisée en priorité quand le corps a besoin d'énergie, notamment en cas d'effort physique.

Quelle est la différence entre un effort modéré et un effort soutenu ?

Pour une durée identique, plus l'intensité de l'effort est élevée, plus vous brûlerez de graisse. Si vous marchez à allure normale pendant 1 heure, votre dépense énergétique totale sera d'environ 380 kcal (dont 65 % proviennent de la dégradation des graisses, soit 247 kcal). En revanche, si vous marchez à allure soutenue pendant 1 heure, votre dépense énergétique totale sera d'environ 580 calories (dont 50 % de la dégradation des graisses, soit 290 kcal).

Les exercices à réaliser chez soi (abdos, flexions et autres mouvements pour les fessiers) sont-ils efficaces ?

Oui, à condition qu'ils provoquent une augmentation substantielle de votre fréquence cardiaque (voir p. 184) et, par conséquent, de votre dépense énergétique. Vous devez être légèrement essoufflée et transpirer un peu.

« Que faire si le sport me donne faim ? »

En principe le sport n'ouvre pas l'appétit ; il le couperait même après un certain temps. Cependant, pour éviter toute envie intempestive, mangez des glucides lents avant de vous lancer dans une activité sportive ou prévoyez si nécessaire un en-cas bien équilibré après votre séance de sport.

La course à pied est-elle plus efficace que le vélo ou le rameur pour brûler de la graisse ?

À intensité égale (fréquence cardiaque identique) et pour une même durée, toutes les activités physiques d'endurance ont une efficacité équivalente.

Un homme perd-il de la graisse plus facilement qu'une femme ?

En règle générale, oui, car le métabolisme de l'homme est, à poids de corps identique, presque 15 % plus élevé que celui de la femme. Concrètement, pour un même effort, un homme dépensera environ 15 % de calories en plus. Tout cela pour des raisons hormonales et surtout parce que, en moyenne, le pourcentage de muscles (sur le poids de corps total) est plus élevé chez l'homme.

Faut-il en déduire que plus la masse musculaire est importante, plus la dépense énergétique augmente ?

Tout à fait ! D'une manière générale, plus on pèse lourd, plus la dépense énergétique est importante pour un même effort. De même, à poids égal, une personne ayant un pourcentage de muscles plus important dépensera plus de calories... au repos.

Quels sont les exercices les plus indiqués pour avoir une belle silhouette ?

Si vous voulez vraiment améliorer l'ensemble de votre silhouette, faire de la marche, par exemple, ne sera pas suffisant. L'idéal serait d'associer des activités aérobiques (nager, courir ou faire de la bicyclette) à des activités anaérobiques (musculation, Body Pump™, etc.). De toute façon, quel que soit votre sport, vous améliorerez votre look et préviendrez les problèmes de types respiratoires, cardiovasculaires et circulatoires. Donc, foncez !

Est-ce que le sport « raffermit » ?

Certainement ! Sous la peau se trouve le tissu graisseux, au-dessous duquel se trouve la musculature qui abrite les os. Or, qu'est-ce qui donne de belles lignes harmonieuses ? Le tissu musculaire évidemment, pas la graisse. Conséquence : si vous négligez vos muscles, ils seront flasques, alors que, si vous les entretenez par l'activité physique, vous augmenterez leur volume. Volume qui ne manquera pas d'occuper l'espace auparavant investi par la graisse. Moins de graisse, plus de muscles et votre peau sera immanquablement plus lisse et plus ferme.

« Faudra-t-il que je fasse du sport toute ma vie ? »

Et pourquoi pas ? Vous avez tout à y gagner. En adaptant le type d'exercices que vous pratiquez à vos ambitions et à votre âge, vous êtes assurée d'avoir de belles années devant vous ! Surtout si vous voulez paraître plus jeune et séduisante, entretenir vos muscles et vos articulations, et éviter les poignées d'amour et autres bourrelets disgracieux !

VOS PÉCHÉS VOUS SERONT PARDONNÉS

Manger des aliments trop gras bouche les artères, mais l'exercice physique contrebalance cet effet, comme le suggère une étude de l'Indiana University. Elle révèle que les participants à cette étude qui ont marché pendant 45 minutes après avoir pris leur petit déjeuner dans un fast-food (gras à souhait) ont maintenu les mêmes fonctions cardiaques saines que ceux qui avaient pris un petit déjeuner équilibré sans avoir pratiqué d'exercice physique.

Le muscle : mon *bodyguard* perso !

Vos muscles se comportent comme de petits incinérateurs au sein desquels de la graisse est brûlée en permanence. Par conséquent, si les filaments de vos muscles grossissent, vos formes seront plus toniques et harmonieuses, et votre graisse sera brûlée en plus grande quantité. Même au repos, des muscles bien entraînés brûlent plus de graisse que ceux qui ne le sont pas ! Et comme le stockage superflu des graisses concerne surtout les fesses, les cuisses, le ventre et le haut des bras, les exercices de raffermissement viseront à retendre ces « zones à problème ». Pour en savoir plus, percez les secrets de vos muscles et de leur composition, comme vous avez décodé la cellulite dans le chapitre 1.

Les muscles à la loupe

Les muscles sont une forme contractile de tissus. Ils permettent de mouvoir des parties du corps ou des substances à l'intérieur de celui-ci. Le muscle est composé à 75 % d'eau, à 20 % de protéines et à 5 % de sels et autres éléments. Ce sont les protéines qui lui permettent de se contracter, car elles sont organisées en milliers de filaments cylindriques sous forme de fibres musculaires.

La performance sportive dépend directement de la contraction musculaire et en conséquence de son bon approvisionnement en énergie. C'est pourquoi les protéines, puisqu'elles interviennent notamment dans l'architecture du muscle et dans sa contraction, ont un rôle de première importance chez les paresseuses sportives (voir p. 169, « Vos besoins en protéines »).

Les muscles striés

Ils sont sous contrôle du système nerveux central (système volontaire). Ils unissent en règle générale les os entre eux et permettent la motricité, c'est-à-dire le déplacement du corps. Les muscles striés du squelette sont dotés de fibres de deux types (la proportion étant variable selon les muscles et l'hérédité) :

- Les fibres « lentes » qui sont très efficaces pour l'endurance.
- Les fibres « rapides » (type II) qui produisent plus de puissance sur de courtes périodes, mais qui sont plus sensibles à la fatigue.

Les muscles lisses

Ces muscles ne sont pas sous contrôle direct du système nerveux central, mais sous contrôle du système nerveux autonome (système involontaire). L'estomac, par exemple, comporte deux couches de tissu musculaire lisse.

Le myocarde (le cœur)

C'est un cas particulier dans la mesure où il s'agit d'un muscle strié (vu au microscope) possédant un système de contraction qui lui est propre (il est en effet difficile de le contrôler consciemment à moins d'être un yogi) et il est sensible aux stimulations hormonales.

Les muscles paresseux qui ne demandent qu'à travailler

Rien que pour vous, un petit tour d'horizon de ceux qui vous font des misères lorsqu'ils sont trop mous !

Les muscles du ventre

Parmi les muscles du ventre, on distingue les droits, les obliques et les transverses, disposés en trois couches superposées. Ils vous donnent une bonne posture (ils empêchent une courbure excessive de la colonne vertébrale) lorsqu'ils sont bien entraînés.

Lorsque tous les muscles du ventre se contractent en même temps – si vous faites des abdos, par exemple –, le mouvement musculaire a un effet stabilisateur et décongestionnant sur les vertèbres lombaires. Ce phénomène agit contre la cellulite et l'accumulation de graisse dans la ceinture abdominale.

Les muscles des cuisses

Ils peuvent (et doivent) être raffermis de tous les côtés ! Avant, arrière, intérieurs, extérieurs : tous ces muscles peuvent travailler à loisir.

Les muscles antérieurs sont plus forts que ceux de la loge postérieure, mais vous pouvez faire travailler ces derniers grâce au vélo en particulier. Les contours de l'extérieur et de l'intérieur des jambes sont quant à eux définis par les adducteurs et les abducteurs ; d'ailleurs, la graisse s'y dépose volontiers sous forme de culotte de cheval ! Sollicitez ces muscles en écartant (abducteurs) puis en rapprochant (adducteurs) les jambes. Vous les renforcerez, de même que le tissu conjonctif qui les recouvre.

Les muscles des fesses

Étant de plus en plus sédentaires, notre grand fessier n'est donc pas fortement sollicité au quotidien ! Cette zone est aplatie et étirée par des positions assises prolongées ! Vous pouvez cependant la raffermir en vous levant de votre chaise de temps en temps ou, mieux encore, en montant les escaliers le plus souvent possible.

Les muscles du haut des bras

L'arrière du bras est malheureusement souvent enrobé de cellulite. Le triceps devient vite ramollo, trop occupés que nous sommes à faire bouger le biceps, qui se trouve à l'avant du bras.

Faites sortir votre triceps de sa paresse en prenant appui sur vos bras lorsque vous quittez votre siège ou, mieux encore, en exerçant une pression vers le haut lorsque vous vous trouvez en appui avant (barres parallèles ou pompes).

DE QUOI FAIRE

Vos muscles constituent 30 à 50 % de votre masse corporelle et sont au nombre de 241. Vous avez de quoi faire !

Faites la part belle aux protéines

Votre masse musculaire représente 40 à 70 % des protéines du corps et elle a besoin de se renouveler. Elle a aussi besoin de réparer les microlésions musculaires dues à l'effort physique, les cellules musculaires subissant des microtraumatismes dont l'importance varie avec le type d'exercice pratiqué. Ces microlésions musculaires sont à l'origine de pertes protéiques supplémentaires qu'il faut compenser.

Quand le muscle crie famine

Comme vos muscles s'alimentent essentiellement de protéines, il faut veiller à bien les nourrir ! Mais au fait, à quoi ça sert les protéines ?

Elles aident à fondre plus vite

L'assimilation des protéines par l'organisme nécessite une dépense calorique non négligeable (environ 30 % des 4 calories par gramme qu'elles apportent). À apport calorique égal, les protéines permettent donc de maigrir plus vite que les glucides ou les lipides.

Elles calment bien la faim

Les protéines ont un effet « coupe-faim » dont une équipe de chercheurs français a découvert le mécanisme. Absorbées en grand quantité, elles provoquent l'apparition dans l'organisme de corps cétoniques, des substances qui ont la propriété de réduire la sensation de faim. L'apparition de corps cétoniques, dosables dans le sang et les urines, se traduit par une odeur d'acétone dans l'haleine. Si vous constatez que vous avez mauvaise haleine, vous êtes en état d'acidose ; rien de grave : c'est le signe que vous devez manger un peu plus d'aliments glucidiques.

Elles évitent à vos muscles d'être brûlés à la place des graisses

Les protéines sont utilisées par l'organisme comme une source énergétique de dernier recours, contrairement aux glucides et aux lipides qu'il utilise en priorité. Ce qui revient à dire que, lorsque les protéines sont utilisées pour apporter de l'énergie, c'est que leur fonction est en quelque sorte détournée par manque de carburant. Elles se trouvent « sacrifiées » à l'effort. La sportive devra donc mettre à la disposition de son organisme les éléments constitutifs de celles-ci : les acides aminés. Et sur les 20 acides aminés existants, 8 sont « essentiels » et devront impérativement provenir de votre alimentation car l'organisme ne sait pas les fabriquer.

- **Une paresseuse sportive** qui pratique régulièrement un sport d'endurance satisfera ses besoins en consommant environ 1,5 g de protéines par kilo de poids corporel et par jour.

- **Une paresseuse sédentaire** (celle que vous étiez jadis !) devra en consommer un peu moins, soit entre 0,75 et 1 g de protéines par kilo de poids corporel et par jour.

LES BESOINS QUANTITATIFS DES PARESSEUSES SPORTIVES EN PROTÉINES

Sur la base de 1,5 g de protéines par kilo de poids corporel et par jour.

Poids corporel (en kg)		Besoin protéique par jour (en g)
50	→	75
55	→	83
60	→	90
68	→	98
70	→	105
75	→	113
80	→	120
85	→	128

Les meilleures protéines naturelles

La viande maigre

Pour 100 g :

- 20 à 24 % de protéines ;
- 110 à 140 kcal.

Le choix de la paresseuse : le blanc de volaille, la noix de veau, le rosbif, le steak maigre, le steak haché à moins de 5 % de MG, le râble de lapin, le filet mignon de porc dégraissé, le gigot maigre, le jambon dégraissé.

Le poisson

Pour 100 g :

- 18 à 25 % de protéines ;
- 90 à 130 kcal.

Le choix de la paresseuse : tous les poissons blancs, le saumon et le thon, le poisson surgelé au naturel, le thon en conserve au naturel.

Les crustacés et fruits de mer

Pour 100 g :

- 12 à 20 % de protéines ;
- 100 à 140 kcal.

Le choix de la paresseuse : tous, à condition d'être consommés nature (huîtres) ou cuits au naturel (moules...). Oubliez le pain beurré et la mayonnaise.

Les œufs

Pour 1 œuf :

- 6,5 à 7 g de protéines ;
- 80 kcal.

Le choix de la paresseuse : à consommer plutôt durs, en omelette ou pochés, à raison de 3 à 4 par semaine.

Le fromage maigre (25 % de MG max.)

Pour 100 g :

- 20 à 27 % de protéines ;
- 180 à 200 kcal.

Le choix de la paresseuse : à consommer à chaque repas, en alternance avec d'autres laitages allégés.

Les yaourts maigres et le fromage blanc

Pour 100 g :

- 5 à 8 % de protéines ;
- 40 à 50 kcal.

Le choix de la paresseuse : à chaque repas, en alternant avec du fromage maigre.

AU BON MOMENT

Les muscles épuisent leurs réserves en sucre pendant la nuit. Si vous faites un jogging avant de prendre votre petit déjeuner, vos muscles à défaut de sucre iront puiser leur carburant énergétique dans vos réserves de graisse. Mais soyez prudente : après avoir bu un grand verre d'eau, démarrez progressivement pour éviter les accidents (entorse, claquage...) et ayez toujours à portée de main quelques morceaux de sucre ou une barre énergétique, au cas où vous seriez victime d'une petite faiblesse.

Envie de franchir le pas ?

Mais encore un peu réticente ? Rassurez-vous, on ne vous demande pas de vous bâtir des pectoraux de camionneur, mais de faire travailler vos muscles un tant soit peu afin d'entretenir votre condition physique. Ainsi lutterez-vous efficacement contre le relâchement musculaire et contre le vieillissement (en retardant l'ostéoporose, en conservant la tonicité de vos muscles et la souplesse de vos articulations). Vous affinerez également votre silhouette et regonflerez les zones flasques, éliminerez les graisses, prendrez du muscle là où il faut et corrigerez vos mauvaises postures ! Mais que demande le peuple ?

Les exercices de musculation accélèrent également la respiration, entraînant par là une meilleure oxygénation ; ils augmentent la circulation, permettant ainsi une meilleure nutrition des cellules, une élimination des déchets plus efficace et, par conséquent, une déflation incontestable de vos petits amas cellulitiques !

QUESTION DE CHOIX

En l'espace de 20 minutes d'activité physique, votre organisme brûlera les glucides du sang, du foie, puis des muscles avant de s'attaquer aux graisses. D'où le choix – fort judicieux – d'un sport d'endurance (marche rapide, jogging, natation, vélo) à pratiquer idéalement 3 heures par semaine. Ne vous en privez surtout pas : 1 heure de natation, c'est 215 kcal et 10 g de gras en moins ; 1 heure de tennis, c'est 431 kcal et 19 g de gras qui s'envolent !

Il ne faut pas – forcément – souffrir pour être belle

Vous avez du mal à vous y mettre ? Vous ne vous sentez pas ou plus particulièrement motivée ? La tâche vous paraît insurmontable ? Vous sautez d'abord une puis deux séances d'entraînement, avant de glisser doucement – mais très sûrement – dans les bras de votre cher sofa ?

Un peu de courage et de détermination, enfin ! Vous tenez ce livre entre vos mains pour livrer un combat sans merci à votre cellulite. Souvenez-vous de cette séance d'essayage de votre nouveau maillot de bain et rappelez-vous comme il est doux de pouvoir porter un jean moulant et un petit top sans s'angoisser à l'idée d'afficher une culotte de cheval ou des bras flasques. Vous allez donc cesser derechef d'associer le sport à une torture digne de l'Inquisition et changer à jamais votre état d'esprit en vous persuadant que l'activité physique fait partie de l'entretien de votre silhouette, au même titre qu'une bonne coupe de cheveux ou l'achat d'une belle paire de bottes !

EN FORME POUR DEUX

Si vous n'avez pas de problèmes médicaux, ne mettez pas vos activités physiques entre parenthèses lors de votre grossesse. Vous retrouverez plus vite votre corps d'antan après l'accouchement. Demandez toujours l'avis de votre médecin. Lui seul peut vous conseiller.

Le sport au quotidien

Une bonne façon d'intégrer une activité physique à votre nouveau mode de vie consiste tout bonnement à l'inclure dans votre emploi du temps quotidien, comme vous le faites pour gérer votre argent ou rester en contact avec votre famille et vos amis.

Fixez-vous des priorités

Vous n'avez pas le temps de faire du sport ? Ce n'est qu'un prétexte ! Les études révèlent que les personnes qui ont une activité physique n'ont ni plus ni moins de loisirs ou de temps libre que les personnes sédentaires. Les actives prennent tout simplement le temps de faire du sport !

Prenez votre emploi du temps en main

Si votre emploi du temps est anarchique, l'exercice physique ne sera qu'un désagrément supplémentaire. Mais si vous prenez vraiment le temps de mieux vous organiser, il deviendra tout à fait possible de faire régulièrement 30 à 60 minutes d'exercices, au moins 3 fois par semaine.

Variez les... plaisirs

La répétition est d'un ennui mortel ! Varier ses activités permet de ne pas les considérer comme une contrainte. Faites du vélo un jour, du jogging le lendemain, de la danse un autre jour ou encore allez cueillir des champignons en forêt !

N'en faites pas trop

Vous êtes de celles qui en font généralement trop ? Tempérez votre enthousiasme pour ne pas vous fixer des buts par trop irréalistes et levez le pied pour ne pas vous exposer à des lésions, des blessures ou des frustrations si votre corps ne répond pas aussi bien que vous le souhaiteriez.

Prenez un bon départ

Pour ne pas vous disperser et être plus efficace, faites appel – si vous pouvez vous le permettre – à un professeur ou à un coach compétent dans la pratique que vous aurez choisie. Mettez en route votre programme d'exercices en vous renseignant sur les activités proposées par les associations locales ou en devenant membre d'un club.

Investissez dans votre forme...

Considérez que les dépenses que vous allez faire en matière d'équipement sportif ou d'adhésion à un club représentent un investissement pour votre santé, votre forme et votre look, au même titre qu'un check-up médical ou des vacances.

... Mais dépensez judicieusement

Pour autant, vous n'avez pas besoin de vous inscrire dans la salle de gym la plus tendance (surtout si vous êtes du genre à ne pas rentabiliser votre investissement). Vous n'êtes pas obligée non plus de posséder l'équipement le plus sophistiqué : une bonne paire de chaussures de sport pour démarrer d'accord, mais la paire la plus chère ne vous mettra pas en forme plus vite.

Ne vous souciez pas de votre apparence

Le but des cours et des séances de sport est avant tout de vous faire du bien. Arrêtez donc de critiquer votre look en collant ou en short et souvenez-vous que les autres sont surtout préoccupés par leur propre anatomie... pas par la vôtre !

Récompensez-vous

Stimulez votre motivation par de petits plaisirs : offrez-vous de temps à autre un nouveau CD, que vous écouterez en faisant votre jogging, ou un nouveau sweat-shirt pour les cours de gym.

Choisissez soigneusement vos activités

Elles doivent avant tout convenir à votre personnalité. Choisissez un sport individuel comme le tennis ou le ping-pong si vous avez le goût de la compétition. Si vous aimez les contacts, sélectionnez un sport d'équipe ou une activité collective comme la danse, le yoga, les jeux de ballon. Si vous êtes indépendante, faites de la marche, du jogging, du vélo ou du ski de fond. Un conseil (pour toutes) : tâchez de programmer vos activités sportives à une heure régulière pour qu'elles s'inscrivent dans vos habitudes.

Amusez-vous

« Il faut souffrir pour être belle », « On n'a rien sans rien »... De tels principes peuvent dégoûter plus d'une paresseuse pourtant motivée. N'écoutez pas les oiseaux de malheur et considérez les exercices physiques comme le meilleur moyen de libérer vos tensions, comme un moment propice à la réflexion ou encore comme le moyen le plus sûr pour vous sentir bien dans votre peau et perdre votre cellulite.

Faites le tour de la question

Faites un état des lieux de vos possibilités. Quel temps libre pouvez-vous dégager ? Quels lieux autour de chez vous ou près de votre travail vous permettent d'exercer une activité physique (parcs, clubs, piscine) ? Sans oublier de faire l'inventaire du matériel dont vous disposez à domicile (vélo d'appartement, haltères, tapis de sol, cassettes de gym...).

À L'AMÉRICAINE

Partez à pied de chez vous en chaussures de sport et changez-les avant d'arriver au bureau.

Bougez intelligemment !

Cette fois, c'est décidé : cette année sera marquée par la fonte des graisses et le développement d'une silhouette harmonieuse ! Petite condition *sine qua non* : il va falloir faire travailler vos muscles pour lutter contre votre cellulite. Comment ? En les contraignant à puiser de l'énergie dans vos lobules graisseux !

Votre organisme pompe l'énergie qui lui est nécessaire dans les réserves de glucides et de lipides, mais de manière différente. Tout dépend non seulement de la longueur, mais aussi de l'intensité de votre effort. Contrairement à ce que l'on pourrait penser, c'est un effort modéré et prolongé qui mobilise les réserves de lipides ; les exercices intenses, eux, permettent de brûler surtout les glucides, qui sont disponibles plus rapidement (mais dont les réserves s'épuisent vite). Pour courir après le bus ou grimper les escaliers quatre à quatre, les sucres disponibles seront utilisés comme « carburant d'urgence ». Or, vos efforts brefs et violents n'entament pas vos réserves de graisse.

Mais alors, quelle est la bonne stratégie ?

Rien ne sert de courir, il faut tenir la distance ! Mieux vaut donc passer une journée à faire de la voile ou à jouer au golf que de courir ou nager pendant un quart d'heure seulement. Il faut laisser le temps à votre organisme de puiser dans ses réserves de graisse. Moins vite, moins haut, moins fort... et plus long, voilà de quoi rassurer les plus paresseuses ! Pour résumer :

- **Les sports intenses mais de courte durée** (sprint, musculation...) obligent l'organisme à brûler ses réserves de sucre (glucides) contenus dans les muscles sous la forme de glycogène. Ils font « grossir » le muscle.
- **Les sports d'endurance** (jogging, cyclisme, natation...) obligent l'organisme à puiser dans ses réserves de graisse. Ils affinent les muscles.

Petit bémol cependant : s'il est possible d'améliorer les performances de son organisme pour brûler les graisses, il existe aussi quelques obstacles. À commencer par un paradoxe... de taille : plus on a de masse grasse, plus il est difficile de s'en débarrasser ! Il existe en effet un lien inverse entre l'indice de masse corporelle et la capacité des muscles à brûler le stock de lipides. Les études ont montré que, chez les obèses, les muscles consomment les graisses deux fois moins facilement ! Entre autres parce que les muscles des personnes obèses sont moins riches en fibres de type I – celles qui brûlent mieux les graisses.

Votre atout majeur est l'endurance !

Ce n'est donc plus un secret : il faut 1) pratiquer des sports d'endurance ; 2) les pratiquer régulièrement ; et 3) allonger progressivement la durée des séances pour que votre organisme consomme des lipides à gogo, lipides qui permettent d'autre part de soutenir l'effort alors que les réserves de glucides s'épuisent. Car non seulement l'endurance attaquera globalement vos réserves de graisse, mais elle fera aussi disparaître radicalement votre petit ventre, cette graisse abdominale néfaste pour la santé. Le métabolisme des graisses (la perte de la graisse) débute plus ou moins après 30 à 45 minutes consécutives d'effort. Et il paraît indispensable de faire au moins 3 séances hebdomadaires pour obtenir des résultats satisfaisants. Pour perdre votre cellulite, il faut donc :

Que vous choisissiez des sports d'endurance

Comme le jogging, le *fitness*, le vélo, le rameur, la natation...

Que vous soyez assidue

En vous attelant à 3 séances de sport par semaine au minimum.

Que vous fassiez un effort d'intensité moyenne

Il faut que vous soyez capable de parler durant l'exercice, sans vous essouffler.

Que vous vous entraîniez au moins 40 minutes

- **Entre 0 et 20 minutes,** l'organisme puise surtout dans les réserves de sucre (glucose du sang et glycogène des muscles).
- **Entre 20 à 40 minutes,** l'organisme continue à puiser dans ses réserves de sucre, mais il commence également à attaquer la masse grasse (triglycérides du tissu adipeux).

- **À partir de 40 minutes,** l'organisme puise de façon plus importante dans les graisses.

Que vous dépensiez en moyenne 300 kcal par séance

Ce qui correspond à une intensité d'effort raisonnable. Vous pouvez, par exemple, dépenser 300 kcal en pratiquant 30 minutes de natation, de danse ou de footing, ou bien en faisant 1 heure de marche rapide.

Que vous privilégiiez les sports aquatiques ou pratiqués dans le froid

Ils provoquent une déperdition énergétique plus importante et obligent l'organisme à puiser dans ses graisses pour lutter contre le froid.

Votre objectif

Il ne s'agit pas de vous tuer à la tâche. Le plus important reste de ne pas perdre de vue votre objectif. Votre but sera d'atteindre au moins 30 minutes d'activités physiques par jour en suivant l'ordre de progression ci-après. Pour laisser votre organisme s'habituer au nouvel effort, à chaque augmentation en durée, fréquence ou intensité, faites des paliers de 3 à 4 semaines. D'ailleurs l'idéal consiste à varier les plaisirs : 3 séances de sport hebdomadaires, c'est déjà parfait, mais il faut aussi profiter de toutes les occasions pour bouger au quotidien. Marchez pour aller au boulot, flânez en faisant du lèche-vitrines, faites du vélo le week-end et faites le compte de vos dépenses hebdomadaires : vous verrez que vous arriverez aisément à la bonne dose. Peu importe le temps que cela vous prendra, le principal étant d'y arriver !

1. Augmentez d'abord la durée

Commencez par des exercices de 10 à 15 minutes, puis de 30 minutes et plus lorsque vous deviendrez une sportive un peu plus confirmée.

2. Augmentez ensuite l'intensité

Allez-y de manière très progressive. Par exemple, pour le jogging, commencez par de la marche rapide. Puis mettez-vous à trottiner au bout de quelques semaines. Quand vous vous sentirez à l'aise, passez à la petite foulée, pour finir par courir à vitesse constante.

3. Augmentez enfin la fréquence

De 2 séances par semaine, passez à 3, puis à 4...

BIEN RESPIRER, C'EST MAIGRIR UN PEU !

Avant de vous lancer tête baissée dans des exercices anti-cellulite, faites des mouvements d'assouplissement et apprenez à respirer au quotidien comme pendant l'effort. Une respiration naturelle « non bloquée », ainsi que des exercices respiratoires ciblés permettent d'obtenir un maximum d'efficacité pour brûler les graisses et raffermir les muscles.

Oxygénez-vous !

Rythme de vie et environnement stressants obligent : on a souvent tendance à respirer vite, de façon hachée et superficielle. Or, respirer, c'est faire le plein d'oxygène et rejeter du dioxyde de carbone, une fonction physiologique extrêmement importante puisqu'elle affecte jusqu'aux plus petites cellules de l'organisme. Et ce n'est que lorsque les cellules reçoivent un apport suffisant en oxygène qu'elles peuvent fonctionner correctement, en se régénérant et en libérant leurs déchets.

Quel est le rapport entre la respiration et la cellulite ?

C'est dans chacune de nos cellules que les substances nutritives (y compris les graisses) sont brûlées en permanence, et ce grâce à l'oxygène que l'on respire. Nous rejetons en expirant environ 70 % de déchets, contre seulement 20 % par la peau, 7 % par les urines et 3 % dans les selles ! Si vous respirez mal, la combustion de l'oxygène dans vos cellules s'en trouvera forcément diminuée et vous aurez des risques de vous sentir fatiguée, de manquer d'énergie et de vitalité, voire de vieillir prématurément (c'est ce qui arrive aux fumeuses qui se ratatinent comme de vieilles pommes par manque d'oxygène).

D'autre part, la respiration a un effet stimulant sur le flux lymphatique, une arme de choix dans le combat anti-cellulite. Contrairement au cœur, le système lymphatique ne dispose pas d'un mécanisme de pompe qui lui soit propre. Le diaphragme est donc le muscle respiratoire essentiel qui assure le rôle difficile de « pompe lymphatique » ; une pompe qui fonctionne bien lorsque vous respirez profondément ou, au contraire, très mal si vous respirez superficiellement. Dans ce dernier cas, le flux lymphatique devient lent – ce qui favorise des « bouchons » dans le liquide intercellulaire et les tissus et favorise... la cellulite !

CHIFFRES À L'APPUI

Au repos, on inspire et on expire 16 à 18 fois par minute – ce qui représente 23 000 inspirations et expirations par jour ! Vos poumons contiennent jusqu'à 6 litres d'air, 1 à 1,5 litre devant être disponible en permanence pour qu'ils ne se

dégonflent pas. En respirant mal, vous n'absorbez que 0,2 litre d'air au lieu du 0,5 litre attendu.

La bonne fréquence cardiaque

S'il faut respirer correctement dans l'espoir de brûler vos graisses, il faut également vous entraîner à la bonne fréquence cardiaque, c'est-à-dire atteindre 60 % de votre **fréquence cardiaque maximale** pour être dans la phase « brûle-gras » et entamer votre cellulite. Quel que soit votre niveau, l'intensité de votre effort ne doit être ni trop faible ni trop élevée, l'idéal étant de bouger selon votre **rythme cardiaque optimal**. Mais pour mesurer cette intensité, il faut d'abord connaître votre fréquence cardiaque maximale.

La fréquence cardiaque maximale

Elle se calcule simplement en soustrayant votre âge à la fréquence cardiaque maximale évaluée à 220 pulsations chez la femme :

Fréquence cardiaque maximale = 220 – âge (en années)

Si vous avez 30 ans, votre fréquence cardiaque maximale est donc de 190 pulsations/minute (soit 220 – 30).

La fréquence cardiaque optimale

Calculez ensuite votre fréquence cardiaque optimale, c'est-à-dire la fréquence à laquelle votre cœur devra battre durant un entraînement pour assurer une amélioration de votre condition physique et la combustion de votre masse grasse :

Fréquence optimale = fréquence maximale × 60/100

Si votre fréquence maximale est de 190, votre fréquence optimale sera donc de 114 pulsations/minute (soit 190 × 60/100).

La zone-cible

Prenez votre pouls pendant l'effort ; vous pouvez alors choisir votre zone-cible selon vos capacités et votre progression.

La zone du cœur sain

Vous ciblerez cette zone en effectuant vos exercices à 60 % de votre fréquence maximale – ce qui correspond à votre fréquence optimale (soit 115 pulsations/minute si l'on reprend l'exemple précédent). Il s'agit de la zone d'entraînement la plus importante : elle augmente force et vitesse, tout en utilisant les graisses pour effectuer l'exercice. C'est la zone idéale pour toutes celles qui débutent et veulent maigrir. La marche soutenue est particulièrement recommandée pour travailler dans cette fourchette de fréquence cardiaque.

La zone aérobie

Pour cibler cette zone, effectuez vos exercices à 70-80 % de votre fréquence cardiaque maximale.

Le mot *aérobie* signifie « qui se développe en présence d'oxygène ». Cette zone permet d'augmenter l'endurance, avec une combustion plus importante des sucres et des graisses. Le vélo d'appartement, le jogging, la natation ou la danse sont parfaits pour y parvenir.

La zone anaérobie

Pour cibler cette zone, pratiquez vos exercices à 80-90 % de votre fréquence cardiaque maximale.

Le mot *anaérobie* signifie « qui se développe dans un milieu sans oxygène ». Cette zone vous permettra de vous entraîner plus intensément (course de sprint, muscu, tennis...). C'est une zone utilisée essentiellement par les sportifs de haut niveau ; il n'est donc pas sûr qu'une paresseuse manifeste un besoin particulier d'y parvenir !

LES PETITS PLANS DANS LES GRANDS

- **Bon plan n° 1 – Douchez vos jambes matin et soir à l'eau fraîche, voire froide, en remontant vers le haut (en direction du cœur).**
- **Bon plan n° 2 – Massez vos jambes dans la journée avec un gel anti-jambes lourdes. Vous insisterez sur la plante des pieds et sur les mollets.**
- **Bon plan n° 3 – Assise au travail ou à la maison, faites des flexions et des rotations des chevilles 10 fois dans un sens, 10 fois dans l'autre. Et évitez de rester immobile les jambes croisées.**

Quelques assouplissements... à la paresseuse

Même si vous êtes capable de démarrer au quart de tour, vous avez besoin d'un « préchauffage métabolique ». Votre échauffement consiste à étirer vos muscles pour développer leur élasticité, à dérouiller vos articulations, à augmenter progressivement votre fréquence cardiaque et à enclencher les mécanismes de production d'énergie pour que votre moteur tourne à plein régime. Pensez donc toujours à cela avant de vous ruer (réflexion ironique !) sur des exercices ciblés anti-cellulite, histoire de renouer avec ce corps que vous avez sans doute pas mal négligé.

Enchaînez lentement et sans forcer la série de mouvements qui suit – vous constaterez avec étonnement que vous devenez plus souple, que votre maintien s'améliore et que votre organisme tout entier s'éveille :

Retrouvez un joli port de tête

1. Vous êtes debout, les jambes légèrement écartées, le dos droit et le ventre rentré.

2. Joignez les mains devant votre estomac.

3. Poussez les coudes vers l'avant en expirant.

4. Relâchez en inspirant.

Vous veillerez à maintenir les épaules basses et les omoplates écartées.

Allongez votre silhouette

1. Tout en inspirant, étirez les bras vers le haut, légèrement en arrière, sans monter les épaules.

2. Gardez les bras étirés pendant une dizaine de secondes en continuant à respirer profondément. Votre taille s'étire.

Étirez votre colonne vertébrale

1. Penchez-vous vers l'avant en expirant et en « enroulant » une à une vos vertèbres jusqu'à laisser pendre les bras vers le sol, la tête vers les genoux.

2. Restez dans cette position sans forcer une dizaine de secondes en respirant naturellement. Vous sentez que votre nuque et vos épaules se détendent.

Assouplissez vos articulations

1. À genoux, inspirez en posant les mains au sol.

2. En prenant appui sur vos bras, pliez la jambe droite et allongez la gauche vers l'arrière.

3. Restez dans cette position d'étirement quelques instants tout en continuant à respirer profondément.

Ce mouvement est fait pour assouplir les hanches, les genoux, les chevilles et les orteils.

Allongez tout votre corps

1. Expirez, mains au sol, pieds joints.

2. Étirez votre bassin vers le haut.

3. Poussez avec les mains et descendez les talons vers le sol.

4. Respirez en gardant l'étirement quelques instants sans contracter les épaules.

Libérez vos tensions

1. Expirez en vous agenouillant puis allongez-vous mains au sol près des épaules, coudes vers le haut, visage près du sol.

2. Restez quelques instants dans cette position en respirant librement, orteils contre le sol.

Vous devez sentir vos muscles des jambes détendus par l'exercice précédent.

Redressez votre dos

1. Debout, inspirez en relevant doucement la tête puis les épaules, et faites comme si vous repoussiez le sol des mains.

2. Respirez bien profondément en maintenant la position pendant 10 secondes, sans forcer la cambrure du dos et en dégageant bien vos omoplates et votre cou.

Étirez-vous comme un chat

1. Expirez en creusant le buste.

2. Puis prenez appui sur vos genoux et rapprochez les fesses des talons en étirant les bras vers l'avant.

3. Restez quelques instants dans cette position en respirant, le front appuyé contre le sol. Vous sentez que votre buste et vos bras s'étirent.

RÉCUPÉRER CORRECTEMENT

À la fin d'une séance d'entraînement, votre organisme ne retrouve pas immédiatement ses capacités. Les paramètres biologiques ne se remettent que progressivement « à niveau » : la fréquence cardiaque, par exemple, reste élevée pendant un certain temps pour permettre l'oxygénation des tissus. Il ne faut donc pas cesser brutalement un effort intense, mais continuer l'exercice au ralenti pendant quelques minutes. Évitez les douches chaudes susceptibles de provoquer une chute de tension et tâchez de ne pas fumer pendant une demi-heure (pas du tout serait nettement mieux), le tabac pouvant provoquer des troubles du rythme cardiaque.

Un peu de gym... à la paresseuse

« Existe-t-il des exercices susceptibles de me sculpter un corps à la carte ? » Bien sûr, à condition d'être un tant soit peu motivée, persévérante et beaucoup moins... paresseuse !

À dire vrai, l'exercice physique stimule la réduction de graisse corporelle dans tout l'organisme et pas seulement, ni d'emblée, dans les endroits qui vous posent problème. Les adipocytes les plus sensibles à vos efforts nouveaux sont situés dans le ventre et sur la partie supérieure du tronc. Le sport, en général, s'avère donc malheureusement plus utile contre la « bedaine » que contre la culotte de cheval. Mais pas de quoi désespérer ! Vous allez tout de même pouvoir augmenter le volume d'un groupe musculaire particulier en le faisant travailler de façon préférentielle par des efforts brefs et intenses (comme la musculation ou le tennis), soit faire des exercices ciblés pour lutter spécifiquement contre votre cellulite.

Choisissez parmi les exercices suivants ceux qui correspondent le plus à vos besoins et engagez-vous à les pratiquer au moins 3 fois par semaine, quelle que soit l'heure de la journée. Vous allez travailler des épaules aux mollets, mais c'est un petit effort que vous ne regretterez pas dès le retour des beaux jours !

Pour avoir des cuisses fines et fermes

Il n'y a rien de moins sensuel que des cuisses flasques. Alors pour avoir des adducteurs durs comme du bois...

Au travail !

1. Vous êtes allongée sur le dos, les genoux fléchis et les pieds bien à plat sur le sol. Glissez un coussin ferme entre vos genoux et maintenez-le en place en serrant les jambes.

2. Inspirez profondément et, en expirant, décollez les hanches du sol en exerçant toujours une forte pression sur le coussin.

3. Comptez jusqu'à 8, puis relâchez sans reposer les hanches sur le sol.

Répétez 10 fois l'exercice.

Alternative

1. Vous êtes debout, les pieds écartés et les orteils orientés vers l'extérieur.

2. Posez les mains sur les hanches et baissez-vous le plus possible, comme si vous vouliez vous asseoir. Pour garder le dos bien droit, rentrez le ventre.

3. Dès que vous sentez que vous allez basculer vers l'avant, poussez sur vos pieds pour revenir à la position initiale.

Faites 3 séries de 15 mouvements.

Pour avoir un ventre plat et musclé

Votre petit ventre réclame toute votre attention ! Un ventre bien musclé augmente la capacité pulmonaire, c'est-à-dire la quantité d'air maximale que peuvent contenir les poumons. En outre, les mouvements de contraction et de décontraction du diaphragme effectuent un véritable massage des intestins. Ils stimulent le transverse, ce muscle abdominal profond qui plaque les viscères contre la paroi postérieure. Résultat : votre transit intestinal est plus rapide et votre ventre moins proéminent. Les muscles du ventre (également appelés « ceinture abdominale ») sont aussi les seuls muscles qui maintiennent la colonne vertébrale vers l'avant du corps ; vous avez donc tout intérêt à les entretenir si vous ne voulez pas souffrir du dos.

Au travail !

1. Vous êtes allongée sur le dos, les genoux fléchis.

2. Levez les jambes à 90°. Vos bras reposent le long du corps, paumes tournées vers le haut.

3. Contractez vos abdominaux en creusant le ventre au maximum, puis, lentement, baissez une jambe vers le sol et relevez-la. Si cela ne vous tire pas, c'est que vos abdominaux ne sont pas suffisamment contractés ou que vous avez baissé la jambe trop vite.

Faites 2 séries de 10 mouvements en changeant de jambe entre les deux.

Alternative

1. Vous êtes allongée sur le dos, les bras le long du corps légèrement écartés, paumes tournées vers le haut.

2. Ramenez les genoux vers la poitrine en joignant les pieds.

3. Décollez les fesses comme si vous vouliez embrasser votre nombril.

4. Puis dépliez les jambes pour que les talons touchent le sol.

À effectuer 10 fois.

UN VENTRE PLAT, SVP !

Il ne suffit pas de se mettre au régime pour avoir un ventre plat. Une étude de la *Wake Forest University*, en Caroline du Nord (États-Unis), a montré qu'il était possible de perdre environ 10 kg sur une période de 5 mois en diminuant de 400 kcal par jour son régime alimentaire – sans pratiquer d'activité physique. Mais cette perte de poids ne s'accompagne pas d'une diminution de la taille des cellules graisseuses abdominales. En revanche, en supprimant 400 kcal et en marchant 55 minutes par jour, on perd le même poids tout en réduisant de 16 % sa graisse abdominale.

Pour avoir des mollets joliment galbés

Jambes-poteaux ou mollets bien galbés ? Quelle question ! Alors un petit effort et vous pourrez porter fièrement jupes et shorts d'été.

Au travail !

1. Vous êtes debout, dos au mur. Vos pieds sont à 30 cm du mur.

2. Montez sur la pointe des pieds puis redescendez, dans un mouvement vif et énergique.

Recommencez au moins 10 fois.

La suite

3. Allongez-vous ensuite sur le dos, jambes à la verticale. Calez vos lombaires en plaçant vos avant-bras sous les fessiers.

4. Faites des mouvements du type ciseaux ou Pédalo avec vos jambes par séries de 10.

Pour avoir des fesses toniques et fermes

Vos fesses sont « en gouttes d'huile » ou trop volumineuses ? Pour leur donner du peps et les muscler joliment, vous allez stimuler vos cuisses et vos fesses dans le même temps !

Au travail !

1. Vous êtes debout, les pieds légèrement écartés.

2. Contractez les abdominaux en creusant votre ventre au maximum.

3. Prenez un haltère (poids au choix) dans chaque main et, avec la jambe droite, faites un grand pas en avant.

4. Au moment où le pied entre en contact avec le sol, fléchissez le genou de manière à ce que le bassin descende à égale distance des deux pieds et que le genou gauche se rapproche du sol.

5. Poussez sur la jambe droite pour revenir en position initiale.

Faites 3 séries de 15 à 20 mouvements en inversant la position des jambes entre 2 séries.

Alternative

1. Vous êtes debout, les pieds écartés (écartement supérieur à la largeur des épaules).

2. Imaginez que vous voulez vous asseoir sur une chaise. Contractez les abdominaux, gardez le dos droit et accroupissez-vous. Pendant tout l'exercice, les genoux doivent rester dans l'alignement des orteils.

3. Revenez lentement à la position de départ et recommencez le mouvement.

Faites 3 séries de 15 à 20 mouvements.

Pour avoir des jambes fuselées de haut en bas

Pour avoir de belles gambettes, il faut que vous sollicitiez tout le système musculaire de vos membres inférieurs (quadriceps, ischios-jambiers, adducteurs et abducteurs, sans oublier vos mollets formés par les triceps suraux).

Au travail !

1. Vous êtes debout, les pieds écartés (un peu plus que la largeur des épaules), orteils orientés vers l'extérieur, mains à la taille. Le dos est droit et le regard vers l'avant.

2. Fléchissez les jambes en inspirant jusqu'à ce que la cuisse soit à l'horizontale (les mains restent à la taille).

3. Expirez en remontant (extension des jambes) et en serrant les fessiers jusqu'à revenir à la position de départ.

Faites 4 séries de 20 mouvements. Accordez-vous 1 minute de repos entre chaque série.

Alternative

1. Vous plaquez bien votre dos au mur, les jambes pliées en angle droit, les bras le long du corps en contractant bien le ventre.

2. Maintenez la position initiale en respirant profondément durant 30 à 40 secondes.

3. Redressez-vous.

Répétez l'exercice 6 fois avec une pause de 20 secondes entre deux. Petit à petit, essayez de maintenir la position le plus longtemps possible, jusqu'à ressentir une brûlure dans les cuisses.

Pour se débarrasser de la culotte de cheval

C'est votre ennemie n° 1 ? Alors pas de quartier !

Au travail !

1. Vous êtes à quatre pattes, dos plat et tête dans le prolongement du cou, les bras tendus à la verticale. Votre jambe droite est fléchie, la cuisse est perpendiculaire au sol. Votre jambe gauche est tendue vers l'arrière, le pied gauche est posé au sol.

2. Montez la jambe gauche à l'horizontale, dans le prolongement du dos, en contractant les abdominaux et en gardant les deux fesses à la même hauteur. Inspirez en montant la jambe tout en évitant de creuser le dos.

3. Répétez l'exercice avec l'autre jambe.

Les premiers jours, faites 2 séries de 10 mouvements de chaque côté. Avec un peu d'entraînement, vous passerez à 2 séries de 20 pour chaque jambe.

Alternative

1. Vous êtes allongée sur le dos, bras tendus, légèrement écartés et posés sur le sol. Vos jambes sont fléchies, vos pieds au sol sont légèrement écartés et vos genoux ouverts.

2. Levez les fesses en poussant avec les jambes et en contractant les abdominaux et les fessiers sans creuser le dos. Inspirez pendant la montée, soufflez pendant la descente.

Les premiers jours, faites 3 séries de 10 mouvements. Avec un peu d'entraînement, vous viserez sans problème 3 séries de 15.

Pour avoir une taille de guêpe

Et porter de belles ceintures et des tops ajustés...

Au travail !

1. Vous êtes allongée sur le dos, une jambe en l'air, l'autre jambe fléchie avec le pied au niveau du genou opposé. Vos mains sont placées derrière la tête ; celle-ci est légèrement relevée.

2. Amenez le genou plié vers la poitrine et croisez-le avec le coude opposé.

3. Puis inversez coude et genou en tournant le buste. Expirez sur chaque rotation.

Faites 1 série de 10 mouvements les premiers jours et passez à 2 séries de 10 avec un peu d'entraînement.

Alternative

1. Vous êtes allongée sur un côté, appuyée sur un coude, jambes légèrement fléchies. Vous allez devoir faire une ligne entre l'épaule, la hanche et le talon.

2. Soulevez les fesses tout en gardant les genoux au sol. L'autre bras (celui qui n'est pas en appui) est tendu, paume de la main tournée vers le ciel.

3. Regardez votre main et tenez la posture 40 secondes.

4. Changez de côté.

Renouvelez l'exercice aussi souvent que le cœur vous en dit.

C'EST QUAND VOUS VOULEZ !

- **Vous êtes en pleine forme le soir ?** Profitez-en pour faire vos exercices à ce moment-là.
- **Vous avez du mal à vous bouger et à vous motiver ?** Faites des exercices tous les jours, mais à petites doses.
- **Vous êtes une vraie pile de nerfs ?** Choisissez le moment du déjeuner, sans pour autant le sauter.
- **Vous avez du mal à récupérer après un effort physique ?** Bougez plutôt le matin, puisque vous avez rechargé vos batteries pendant la nuit.

HAUT LES SEINS !

Si vous vous plaignez d'avoir des seins trop petits ou qui ont fâcheusement tendance à tomber, faites des pompes ! Vous développerez vos pectoraux, des muscles qui sont situés sous les seins et leur servent de support. En s'épaississant, ils vous feront généreusement gagner quelques centimètres de tour de poitrine et surtout de la fermeté !

Pour fondre, carburez... au diesel

Si l'on considère l'ensemble des dépenses caloriques de votre organisme, il n'y a qu'un poste de dépenses dont vous avez vraiment la maîtrise : celui relatif au travail musculaire. La preuve, votre dépense calorique se divise de la façon suivante :

- **60 à 70 % des dépenses énergétiques** pour le métabolisme de base, soit l'énergie utilisée par votre corps au repos pour son fonctionnement. Attention ! le métabolisme de base ne joue pas en votre faveur : il ralentit avec l'âge et son activité peut même chuter à 45 % en cas de régime trop strict.
- **20 à 30 % des dépenses énergétiques** pour l'activité physique. Allez, hop hop ! Du nerf !
- **10 % des dépenses énergétiques** environ pour la thermogenèse alimentaire, c'est-à-dire l'énergie nécessaire déployée pour faire face à la digestion.

Une paresseuse qui absorbe 2 000 calories par jour en utilise « naturellement » 1 400 (grâce aux dépenses énergétiques du métabolisme et de la thermogenèse). Il lui en reste donc 600 à dépenser ! C'est donc sur l'activité physique qu'elle va devoir agir. Juste pour se maintenir à son poids, pas pour en perdre ! Le sport en lui-même ne fait pas « maigrir » (sauf s'il est pratiqué régulièrement et de manière intensive), mais en revanche il fait « mincir » en remodelant la silhouette par une diminution de la masse grasse au profit du muscle.

Pour atteindre vos objectifs, c'est-à-dire avoir une silhouette fine et ferme et moins de cellulite, il faut donc que :

- vous pratiquiez un sport de façon régulière – ce qui vous permettra de brûler les graisses et les sucres que vous avez consommés au repas, de développer votre masse musculaire et d'augmenter votre dépense énergétique (plus vous serez musclée, plus vous brûlerez d'énergie) ;

- vous adoptiez un mode de vie plus sain et moins sédentaire au quotidien, pour mettre votre organisme en « demande énergétique » le plus souvent possible.

Assez tergiversé : mettez un pied devant l'autre et faites travailler la subtile machine qu'est votre organisme.

LES PETITS PLANS DANS LES GRANDS

- **Bon plan n° 1 – Au lieu de téléphoner affalée langoureusement sur votre canapé, utilisez des écouteurs et arpentez la maison d'un bon pas.**
- **Bon plan n° 2 – Au lieu d'aller au cinéma avec votre chéri, emmenez-le à un cours de tango ou de salsa.**
- **Bon plan n° 3 – Au lieu d'envoyer un mail à vos collègues, déplacez-vous systématiquement pour leur parler.**

Plan d'attaque pour brûler jour après jour, semaine après semaine

Moins 200 calories par activité

Chaque jour

- 1 h de vaisselle
- 1 h de repassage
- 30 min de balade à vélo

Chaque semaine

- 2 h de promenade à bonne allure
- 1 h de marche rapide

Moins 300 calories par activité

Chaque jour	Chaque semaine
○ 1 h de jardinage	○ 3 h de promenade à bonne allure
○ 30 min de marche rapide	○ 2 h de marche rapide ou de vélo
○ 15 min de jogging	
○ Une dizaine de marches à monter à pied	
○ 15 min de gym + 15 min d'activités ménagères	

Et quelques trucs pour brûler encore plus de gras

- 2 h de pratique d'un instrument de musique (environ 100 kcal).
- 1 h de câlins assez soutenus ou autres activités carrément coquines (de 50 kcal pour les plus tranquilles à 300 kcal pour les plus acrobates).
- 30 à 45 min de natation (entre 200 et 400 kcal).
- 4 h de travail intellectuel plus ou moins intense (environ 200 kcal).
- Moins de 30 min de muscu ou de gym, soit à peine le temps de vous échauffer (plus de 200 kcal) !
- Un petit footing de 15 min au pas de course (250 kcal).

PAS MAL !

La course à pied permet de consommer en moyenne 1 calorie par kilo de poids et par kilomètre parcouru !

« Brûle, *baby*, brûle... un max de calories en 10 minutes ! »

(Pour les paresseuses de 56 à 78 kg)

Activités de base	Dépenses caloriques (en kcal) pour 10 min
Dormir	10
Regarder la télé	10
S'habiller, faire sa toilette	26
Se tenir debout	12
Écrire assis	15
Travailler à son bureau	25
Descendre les escaliers	56
Monter les escaliers	146
Marcher à 3 km/h	29
Marcher à 7 km/h	52

Activités ménagères	Dépenses caloriques (en kcal) pour 10 min
Faire les lits	32
Laver le sol	38
Faire les vitres	35
Dépoussiérer	22
Cuisiner	32
Jardiner léger	30
Désherber	49
Passer la tondeuse	38

Activités sportives	Dépenses caloriques (en kcal) pour 10 min
Badminton	43
Base-ball	39
Basket-ball	58
Bowling (non-stop)	56
Canoë (7 km/h)	90
Courir à 9 km/h	90
Courir à 11 km/h	118
Courir à 20 km/h	164
Danse	48
Football	69
Golf	33
Équitation	56
Natation (crawl)	40
Ping-pong	32
Ski (alpin)	80
Ski (de fond)	98
Ski nautique	60
Squash	75
Tennis	56
Vélo à 9 km/h	42
Vélo à 22 km/h	89
Volley-ball	43

ÉQUIVALENCES

15 min de corde à sauter = 26 longueurs de natation en 20 min = 3 km de marche soutenue = 1 h de volley-ball = 30 min de squash non-stop.

UN PARFAIT ÉTAT D'HYDRATATION...

Les pertes moyennes en eau au cours d'une pratique sportive sont de 1 à 3 litres par heure. Une perte de 1 à 2 % seulement du poids corporel en eau diminue le rendement musculaire de 10 % ! Au-delà de 4 % de perte, vous pouvez être victime d'un coup de fatigue important, de lourdeurs dans les jambes et d'essoufflements. Et au-delà de 6 à 8 %, vous risquez l'accident, le coup de chaleur, la tendinite, la tachycardie, etc.

En pratique : buvez avant l'effort ; pendant l'effort régulièrement et en petites quantités (la température de vos boissons devant être d'environ 15 °C) ; après l'effort pour bien récupérer.

Les meilleurs sports anti-cellulite

Votre but est d'éliminer sans pitié votre cellulite ? Facile : nagez et marchez à haute dose, et vous fondrez – presque – miraculeusement !

Le sport sans bobo

Pour ne pas vous faire mal ou vous blesser, il faut impérativement que vous fassiez des étirements avant et après toute activité physique.

Pour étirer vos muscles des hanches et des mollets

1. Faites un pas de géant avec votre pied gauche.

2. Pliez le genou gauche en laissant votre talon et votre jambe droits appuyés au sol.

3. Puis changez de jambe et répétez le mouvement.

Pour étirer vos muscles du dos

1. Debout, genoux joints, penchez-vous vers l'arrière en laissant vos bras et votre tête pendre mollement vers le sol.

2. Relevez-vous doucement.

Pour étirer les muscles de vos cuisses

1. Pliez votre jambe droite vers l'arrière en tenant votre talon.

2. Attrapez vos orteils avec votre main droite et relevez doucement le pied en gardant le genou maintenu vers le sol. Vous pouvez prendre un point d'appui avec votre main libre pour garder l'équilibre.

3. Changez de jambe et répétez le mouvement plusieurs fois.

Vous vous aimez en maillot, donc mouillez-vous !

La natation est le sport de choix pour perdre votre cellulite et vous affiner en douceur. Idéale pour les paresseuses, la natation demande un moindre effort ! C'est Archimède qui l'a démontré : immergé, le corps en apesanteur est soulagé de 80 % de son poids. Résultat : dans l'eau, vous ménagez vos articulations, vos tendons, votre dos et vous développez vos muscles de la façon la plus harmonieuse qui soit. Par ailleurs, nager sollicite de façon continue vos muscles des bras, des jambes et du tronc – ce qui vous permet d'obtenir une silhouette bien proportionnée.

La natation est la meilleure activité pour se faire un corps de rêve ! Activité d'endurance comme la marche, la course ou le vélo, elle s'attaque directement à vos réserves de graisse. Pour fournir des efforts, l'organisme utilise de l'oxygène et du glucose et rejette du gaz carbonique. Dès l'épuisement du stock de glucose (au bout de 40 minutes environ), il puise dans ses réserves de graisse et vous fondez peu à peu. Si vous nagez à un bon rythme, vous brûlerez beaucoup d'énergie : de 200 à 600 kcal !

En plus, la natation est l'un des meilleurs sports pour améliorer le retour veineux. Elle favorise le pompage du sang situé dans les jambes grâce à l'alternance des contractions et des décontractions musculaires. En piscine ou en mer, grâce à la position horizontale, à la fraîcheur et à la pression exercée par l'eau, vous bénéficiez d'un drainage lymphatique efficace. Adieu les œdèmes et les jambes lourdes !

La natation est enfin particulièrement bénéfique pour le système cardiovasculaire et respiratoire. Elle muscle le cœur en douceur, améliore le souffle et favorise les échanges gazeux au sein de l'organisme.

Bonne pour le corps, la natation l'est aussi pour l'esprit, puisqu'elle provoque la sécrétion d'endorphines, les célèbres hormones du plaisir. L'eau porte, enveloppe (un peu comme un fœtus dans le ventre de sa mère), détend les muscles et relâche les tensions. Au bout de quelques minutes d'effort, vous vous sentez naturellement bien, presque euphorique. Et, en avançant dans l'eau, vous avancez aussi dans votre tête, vous prenez du recul, vous trouvez des solutions et vous sortez de l'eau comme lavée de vos soucis.

Vous souhaitez vraiment vous y mettre ?

- Commencez par 2 séances par semaine de 30 minutes chacune. Une distance de 800 m est déjà un bon début.
- Évitez de vous arrêter après chaque longueur et efforcez-vous d'inspirer hors de l'eau et d'expirer dans l'eau.
- Alternez plusieurs types de nages pour mieux maîtriser votre respiration d'une part et faire travailler différents muscles d'autre part. La brasse muscle surtout les pectoraux et les bras, le crawl renforce l'endu-

rance et le souffle, le dos crawlé gaine la silhouette et le papillon développe la coordination.

- Investissez dans du matériel pour mieux travailler en technique et en puissance chacun de vos mouvements : des palmes pour galber vos jambes, les pagaies pour muscler vos épaules et vos bras, une planche pour travailler votre respiration et vos battements...
- Augmentez la durée et l'intensité de vos séances, en rajoutant progressivement à chacun de vos entraînements quelques minutes et quelques longueurs. Fixez-vous également un programme précis avec des temps à réaliser et des pauses de plus en plus courtes.
- Arrivée à un certain niveau, il ne vous reste plus pour progresser qu'à compléter vos séances en piscine avec d'autres activités sportives. Des exercices de musculation (avec poids, haltères) vous permettront de gagner en volume, en puissance et en souplesse musculaires, tandis que des sports d'endurance (marche, footing, vélo...) développeront votre souffle et vos capacités cardiaques. Enfin, des disciplines de coordination et d'équilibre (raquettes, ballons, danse...) vous aideront dans l'harmonisation des mouvements.

L'aquagym

Inventée en France il y a une quinzaine d'années, l'aquagym est la transposition de la gymnastique terrestre dans l'eau. Alors que le *fitness* en salle peut se révéler éprouvant, l'aquagym, au contraire, est une discipline douce. Elle se pratique dans une eau plutôt chaude (30 °C environ) – ce qui favorise le relâchement musculaire.

1 à 2 séances hebdomadaires de 45 minutes suffisent (la régularité reste primordiale) pour vous muscler tout en finesse, faire travailler vos abdominaux ainsi que tous les muscles généralement peu sollicités et qui ont tendance à devenir flasques : dos, abdos, fessiers, mollets, tout y passe !

Les séances d'aquagym vous permettent d'affiner votre silhouette tout en vous musclant en douceur. Vous sculptez votre corps sans pour autant risquer de vous retrouver avec une carrure de nageuse olympique, puisque vous ne gagnez pas en volume, mais au contraire en finesse. L'eau vous masse en même temps que vous vous dépensez et vous vous raffermissez sans aucun risque de courbatures. Et ce n'est pas parce que c'est une activité douce qu'elle n'est pas efficace : 1 heure d'aquagym équivaut, en terme de dépense calorique, à 1 h 30 de gym en salle, soit près de 500 calories dépensées !

Avec ou sans accessoire (frite, ballon, flotteur, ceinture...), vous allez enchaîner des battements, flexions, ciseaux et autres mouvements en veillant à respirer correctement. Et n'oubliez pas de porter un maillot de bain de sport, qui assure un bon maintien de votre poitrine.

Pour la taille, les hanches et les jambes

1. Côté petit bain, tenez-vous au bord avec une main en maintenant votre dos bien droit.

2. Levez votre jambe latéralement en expirant et en inspirant, puis revenez à la position de départ. Faites ce mouvement 12 fois.

3. Enchaînez ensuite en levant votre jambe bien tendue devant vous 12 fois, puis 12 fois vers l'arrière. Et n'oubliez pas de réaliser le même exercice avec l'autre jambe !

Pour les abdominaux (avec deux frites en mousse)

1. En position assise, sans toucher le sol mais immergée jusqu'au cou, placez une frite sous chaque bras.

2. Tendez vos jambes devant vous (à l'horizontale) en inspirant.

3. Fléchissez vos jambes en expirant en les ramenant vers la poitrine.

Faites 2 séries de mouvements de 1 minute. Reposez-vous 30 secondes. Et si vous vous sentez d'attaque, faites 4 séries de 1 minute.

Pour les pectoraux, les épaules et les grands dentelés (avec une planche)

1. Les jambes sont fléchies, le dos est droit. Posez vos mains de chaque côté de la planche en étant immergée jusqu'au cou.

2. Ramenez la planche en inspirant vers votre poitrine tout en fléchissant les bras.

3. Poussez la planche devant vous en expirant les bras tendus.

Faites 4 à 6 séries de 25 mouvements selon votre niveau. Reposez-vous de 45 secondes à 1 minute entre les séries. Vos épaules doivent rester basses et décontractées durant l'exercice.

Pour les abdominaux, les adducteurs et les abducteurs (avec deux frites en mousse)

1. Placez une frite en mousse sous chaque bras et gardez le corps à la verticale et le dos droit. Tendez vos deux jambes à l'horizontale en étant immergée à mi-poitrine.

2. Écartez vos deux jambes en expirant, puis resserrez-les en inspirant.

Faites 2 séries de mouvements de 1 minute. Reposez-vous 30 secondes. Si vous vous sentez le courage, faites 4 séries de 1,30 min. Veillez à ne pas plier les jambes et à rester bien droite.

Pour le dos, les abdominaux, les fessiers et les jambes (avec une planche)

Mouvements de battements de jambes sur le dos avec une planche :

1. Allongez-vous sur le dos à la surface de l'eau. La planche est tenue derrière vous à bout de bras. La tête est à la surface de l'eau dans l'axe du corps.

2. Effectuez des battements de jambes pour avancer, tout en expirant. Celles-ci doivent rester souples.

Faites 4 longueurs de bassin au moins, sans monter les genoux et en gardant le ventre à la surface de l'eau.

Le *snorkeling*

Vous avez investi dans des palmes lors de vos dernières vacances au bord de la mer ? Eh bien, il n'est pas encore temps de les mettre au placard ! Pourquoi ne pas les utiliser pour faire des battements, histoire de vous muscler un peu ?

Jouez les sirènes dès que vous en avez l'occasion : les palmes sont conçues pour intensifier le travail des jambes en augmentant la poussée dans l'eau. Ce type de nage met donc en action tous les muscles des cuisses et des fesses et fait travailler les jambes sur toute leur longueur (effectuez les battements à partir des hanches et non pas des genoux). Vous galbez le bas de votre silhouette très rapidement sans développer des épaules de camionneur. Et au cas où vous vous sentiriez d'attaque, vous pouvez même utiliser une planche en plus des palmes, histoire de rentabiliser encore plus vos efforts.

Courtes ou longues, rigides ou bien souples ? Avant de choisir un modèle, définissez vos objectifs. Vous voulez galber vos fessiers ? Prenez des palmes longues (30 cm). Pour des cuisses fuselées, optez pour une paire légère, en EVA (éthylène, vinyle et acétate). Et pour acquérir de l'endurance, préférez les palmes courtes (10 cm), à utiliser à un rythme lent sur de longues distances.

C'est vrai qu'il est difficile d'utiliser des palmes pendant l'année, car toutes les piscines ne les acceptent pas. Vous pouvez toujours poser la question et sinon profiter de vos vacances à la mer pour faire au minimum 250 m 2 fois par semaine. Vous verrez : le résultat est spectaculaire.

L'aquajogging et l'aquabiking

Ces activités consistent tout simplement à courir ou à pédaler dans l'eau. Dans le premier cas, vous êtes ceinturée à la taille et devez avancer sans toucher le sol avec les pieds. Dans le second cas, vous êtes assise sur un vélo et vous enchaînez les simulations de côtes et de plats.

Les bénéfices sont les mêmes que si vous couriez ou pédaliez, sauf que, dans l'eau, vous épargnez vos articulations et vous évitez les crampes.

L'aquafeeling

Cette méthode spécifique se caractérise par l'application d'un protocole de mouvements et un enchaînement d'exercices précis et rigoureux. Recommandé par le milieu médical (médecine sportive et kiné), l'aquafeeling permet surtout d'affiner sa silhouette et de prévenir les problèmes circulatoires.

L'aquaboxing

Dans la lignée du body-combat pratiqué en salle de *fitness*, cette activité utilise les techniques pieds/poings inspirées des arts martiaux et de la boxe. Équipée de gants de boxe spécifiques, vous exécutez une chorégraphie en musique dans l'eau et sur un rythme tonique. Avantages de la technique : Vous vous défoulez sans douleur et sans danger, vous vous offrez un massage des plus efficaces, vous vous musclez et vous vous dépensez sans compter !

L'aquacardio

Dérivé de l'aquagym, l'aquacardio, ou aquaérobic, est tout simplement une version aquatique de l'aérobic. Il s'agit d'une gymnastique rythmique que l'on pratique en musique, avec de l'eau jusqu'à la poitrine (vous n'avez même pas besoin de savoir nager !). Plus intense que l'aquagym, mais aussi plus ludique, l'aquacardio s'effectue à un rythme rapide et soutenu. On enchaîne les mouvements et les exercices amusants (défoulement garanti !) en résistant à la pression de l'eau.

Et comme son nom l'indique, l'aquacardio augmente la capacité du système cardiovasculaire et le maintient en bon état. Sport d'endurance, il réduit la tension artérielle et la fréquence cardiaque au repos. L'aquacardio protège également les articulations. Enfin, avantage non négligeable, cette activité sportive permet de dépenser pas mal de calories sans transpirer, puisque 1 heure d'aquacardio permet de brûler pas moins de 600 calories !

Ne snobez pas les nages traditionnelles

Pas question de lézarder sur la plage ou de faire trempette au bord de l'eau ! En piscine ou à la mer, rien de tel que les bonnes vieilles nages pour avoir un look à la hauteur de vos ambitions !

Le dos crawlé

Comme la brasse, le dos crawlé est une nage complète, qui consiste simplement à nager le crawl sur le dos. C'est une nage alternée asymétrique, contrairement à la brasse. On mouline avec les bras tout en battant des jambes – un mouvement qui propulse le corps.

Moins rapide que le crawl, le dos crawlé présente un avantage important par rapport aux autres nages : la respiration est beaucoup plus aisée puisque le visage reste hors de l'eau. Un conseil : cambrez très légèrement le bas du dos pour éviter que les fessiers ne descendent et que les jambes ne coulent. Pour une pratique efficace, enchaînez 10 longueurs en piscine ou une centaine de battements en mer.

Le dos crawlé est la nage recommandée par les kinés et médecins aux personnes qui souffrent du dos. Les dorsaux sont tonifiés – ce qui prévient les douleurs lombaires. De plus, si vous vous tenez mal, si vous êtes voûtée ou trop cambrée, le dos crawlé rétablit un meilleur maintien et apporte de la souplesse. Et en prime, les battements de jambes font travailler les fessiers et les mollets. Avec des palmes, c'est encore plus efficace : après 1 heure de longueurs, vous aurez brûlé au moins 400 calories !

La brasse

Vous ne savez nager ni le crawl ni le papillon ? Aucune importance : la brasse est une nage simple et relaxante qui muscle harmonieusement tout le haut du corps. Comme tous les groupes musculaires travaillent en résistance, la brasse tonifie harmonieusement les pectoraux et les muscles des bras. C'est promis : vous aurez un buste de déesse !

Veillez cependant à effectuer les mouvements correctement ; la principale difficulté de la brasse résidant dans la synchronisation des bras et des jambes avec le souffle. Il faut en tout cas éviter ce que l'on appelle « la nage petit chien », qui consiste simplement à remuer les bras et les jambes pour ne pas couler.

On distingue la brasse simple de la brasse coulée. Lorsque l'on pratique la brasse simple, on maintient la tête hors de l'eau – ce qui peut provoquer des crispations et des douleurs aux cervicales – la nuque fatigue assez vite. Préférez donc, si vous le pouvez, la brasse coulée qui évite de tendre le cou et vous oblige à expirer profondément – ce qui développe la cage thoracique et donc le souffle.

Attention aussi à votre dos et vos genoux si ceux-ci sont fragiles. En effet, la succession de flexions-extensions peut occasionner des douleurs. De même, si vous avez des problèmes dorsaux, la brasse cambre le dos ; dans ce cas, préférez le dos crawlé.

Par ailleurs, 1 heure de brasse fait brûler de 200 à 600 calories selon l'intensité. Pas mal pour éliminer le beignet au chocolat avalé sur la plage !

LES BONS OUTILS FONT LES BONS OUVRIERS

Pas de plongeon sans un bon équipement ! Pour nager correctement, il est essentiel de vous procurer une tenue digne de ce nom : un bon maillot de piscine, pas un Bikini, de préférence une pièce, à haute échancrure et à dos très ouvert. Votre maillot, dont la matière sera confortable et résistante à l'eau chlorée, doit vous assurer un maintien parfait et vous donner un maximum d'aisance.

Plus d'excuse pour ne plus vous bouger !

Vous manquez de temps pour faire de la randonnée ? de motivation pour courir ? d'assurance pour circuler à vélo ? Mais vous désirez quand même pratiquer un sport de plein air ? gagner en souffle ? conserver votre poids de forme et voir fondre votre culotte de cheval ?

Il vous suffit tout simplement de marcher pour vous sculpter des muscles fins et sexy ! Mais marcher... différemment.

Le *walking*

Voici une activité qui cartonne aux États-Unis. Et pour cause : non seulement cette discipline de plein air est originale, mais en plus elle entraîne une dépense énergétique conséquente et vous sculpte un corps de déesse ! Le principe ? Marcher plus vite que dans la vie courante ou que lors d'une randonnée, mais moins rapidement et moins rigidement qu'en marche athlétique ou en footing. C'est facile à apprendre, peu onéreux, praticable partout, par tous et par tous les temps. Le *walking* est bien plus qu'un simple exercice de pleine nature :

- **Il tonifie** les jambes et les fessiers et renforce les muscles, les tendons et les ligaments.

- **Il renforce le système cardiovasculaire et respiratoire.** Le cœur se muscle, bat plus lentement mais plus vigoureusement au repos. Il est plus apte à affronter les efforts soutenus.
- **Il améliore le volume de vos poumons,** votre organisme est plus oxygéné et votre circulation sanguine s'en trouve améliorée.
- **Il brûle pas mal de calories** (400 kcal par heure en moyenne) et mobilise les réserves de graisse.
- **Il réduit le stress** en influant sur la production d'hormones anti-stress et redonne la pêche.
- **Il est fait pour tout le monde** (sportives, sédentaires, ou même... paresseuses invétérées) et permet donc de renouer en douceur avec le sport !

Le *walking* est un vrai sport technique : il ne suffit pas de marcher plus vite. Il faut apprendre à préserver vos genoux ou votre dos et à faire travailler aussi bien vos jambes que le reste de votre corps.

- **Les pieds.** Commencez par poser le talon, déroulez le pied sur toute sa longueur jusqu'aux orteils, en passant par le milieu ou le bord extérieur de la voûte. Repoussez le sol énergiquement vers l'arrière. Posez à ce moment l'autre talon.
- **Les jambes.** Contrairement à la marche athlétique, ne vous déhanchez pas outre mesure : les genoux sont légèrement pliés, les jambes restent parallèles, et les pas ne sont pas trop grands.
- **Le torse.** Il doit être bombé, la cage thoracique ouverte. Détendez vos épaules. Cette position permet de respirer plus aisément.
- **Le regard** est porté vers l'avant.
- **Les bras** doivent être repliés à 90°. Les poings sont légèrement refermés, sans être serrés. Le mouvement se fait naturellement, sur un axe longitudinal.

- **La respiration** doit être profonde pour activer le diaphragme. Inspirez par le nez et expirez par la bouche.

Le *nordic walking*

Si le cœur vous en dit, passez au *nordic walking*, la version scandinave du *walking* avec des bâtons, qui a été conçu au départ pour entraîner les skieurs de fond scandinaves durant les mois d'été. Entre *walking* et ski de fond, il s'agit là d'une activité sportive d'endurance idéale qui possède plus d'un atout :

- **Il sculpte la silhouette.** Complet, le mouvement de marche nordique tonifie tous les muscles du corps. Le résultat : un corps galbé, comme celui des skieurs de fond !
- **Il entraîne une importante dépense énergétique,** car il figure parmi les activités les plus « brûleuses » (600 calories par heure en moyenne) !
- **Il préserve l'organisme.** L'utilisation de bâtons libère des tensions musculaires des épaules et de la nuque, et permet une bonne répartition des forces s'exerçant sur le corps.
- **Il améliore la respiration.** La position adoptée implique une bonne ouverture de la cage thoracique, une plus grande amplitude pulmonaire, une oxygénation supérieure et une meilleure irrigation.

D'une manière générale, les techniques sont les mêmes que pour le *walking*, à la seule différence que pour le *nordic walking* la foulée est plus allongée et l'amplitude des mouvements de bras plus grande. En voici, point par point, les étapes :

1. Positionnez-vous. Bras et bâtons le long du corps, décontractez vos épaules.

2. Familiarisez-vous avec le mouvement. Commencez par faire du *walking* sans vous préoccuper des bâtons.

3. Contractez légèrement l'abdomen. Répétez cet exercice pendant quelques minutes.

4. Démarrez. Avancez le pied droit et le bras gauche et venez toucher le sol avec votre talon droit tout en maintenant votre équilibre par appui sur le bâton gauche.

5. Répétez la même chose de l'autre côté.

Avec le temps, accordez plus d'attention à votre maintien : le buste doit être droit, le regard porté au loin, les épaules tirées vers l'arrière, les genoux pliés à l'avant et les muscles de l'abdomen légèrement tendus.

À PAS COMPTÉS

Avez-vous une idée du nombre de pas que vous faites dans la journée ? Vous ne le saurez jamais si vous ne les comptez pas ! Achetez un podomètre, juste pour voir. Il faut faire 10 000 pas (soit 5 à 6 km de marche) dans la journée afin de vous maintenir à votre poids actuel, et *grosso modo* 12 000 à 15 000 pas pour espérer maigrir en marchant.

« Pour me traîner dans une salle de sport, il faudra me passer sur le corps ! »

« Non, non et non ! » Vous vous êtes jurée de ne jamais mettre les pieds dans une salle de sport ? O.K. ! Mais vous n'aurez aucune excuse pour ne pas faire des exercices à la maison ou vous muscler en toutes circonstances sans avoir l'air d'y toucher.

« Je me secoue un minimum »

Grâce à quelques mouvements bien sentis, saisissez l'occasion qui vous est donnée de raffermir votre corps de déesse ! Ménage, embouteillages... chaque occasion est bonne pour se muscler sans trop d'efforts ! On en profite tout même pour vous dire que, si vous avez occulté tous les bons conseils de ce chapitre pour en arriver là, c'est que vous méritez la médaille de la super-paresseuse-qui-mérite-bien-son-titre !

Marchez

Oubliez votre voiture pour les trajets courts et descendez du bus ou du métro à un arrêt ou une station plus tôt que nécessaire.

Dans le métro

Prenez l'escalier plutôt que l'escalator. Et mieux encore : montez les marches 2 par 2, sur la pointe des pieds et en serrant les fesses, qui n'en deviendront que plus fermes.

Au bureau

1. Tâchez de vous muscler les cuisses lorsque vous êtes assise : placez vos pieds contre ceux de la chaise (à l'extérieur) et forcez comme si vous souhaitiez les rapprocher, puis placez-les à l'intérieur, contre les pieds de la chaise, et forcez de nouveau, comme si vous tentiez d'écarter vos jambes.

2. De la même façon, profitez aussi souvent que possible des moments où vous êtes assise pour vous muscler les fesses. Le dos droit, contractez puis relâchez les fessiers pendant 2 ou 3 minutes.

3. Vous allez cette fois renforcer vos abdominaux en appuyant très fortement vos coudes sur le bureau et en soulevant les pieds. Tenez la position 10 secondes puis relâchez.

En voiture

1. Au feu rouge, pressez le volant entre vos mains et maintenez cet effort pendant 20 secondes. C'est un excellent exercice pour les pectoraux.

2. De même, au lieu de remettre du rouge à lèvres, profitez des feux rouges et des bouchons pour tonifier la peau de votre visage. Formez un grand O avec la bouche. Essayez dans cette position et en forçant de refermer les lèvres (20 fois). Ou encore, gonflez les joues comme si vous souffliez dans un ballon, retenez votre respiration quelques instants puis laissez sortir l'air. Et ne faites surtout pas attention au type qui rit dans la voiture d'à côté !

En faisant la queue au cinéma

Commencez par regarder droit devant vous, les épaules basses et le dos droit. Jambes serrées, bras relâchés, croisez les mains dans votre dos, les paumes vers l'extérieur. Contractez les fesses et les abdominaux tout en gardant les doigts serrés. Recommencez plusieurs fois pour vous muscler les abdos et les fessiers – ni vue ni connue !

ÇA GRIMPE !

Monter une dizaine d'étages sans s'arrêter équivaut à effectuer 3 000 pas, soit près du tiers de la ration journalière de 10 000 pas que vous devez viser. Vous n'avez pas tant d'étages à votre disposition ? Partez à l'assaut d'un même étage 10 fois de suite : cela devrait faire l'affaire !

20 FAÇONS DE FAIRE FONDRE IMPITOYABLEMENT LES RONDEURS MAL PLACÉES

1. Testez...

... différentes activités physiques avant de choisir celle(s) qui vous tente(nt) et vous motive(nt) le plus. Vous n'avez pas besoin de vous inscrire immédiatement : demandez à participer à un cours et réfléchissez. Informez-vous aussi sur les activités sportives disponibles près de chez vous, contactez le maximum de clubs ou d'associations et renseignez-vous aussi auprès de votre mairie.

2. Ne vous forcez pas...

... à faire 30 minutes d'activités physiques en 1 seule fois si vous êtes une « vraie » débutante. Décomposez plutôt la durée de vos séances en 2 fois 15 minutes ou 3 fois 10 minutes. Vous passerez à la vitesse supérieure en temps voulu.

3. Lâchez le volant

Si vous pestez dans les bouchons, il est temps d'oublier un peu votre chère voiture. Vous pouvez dépenser des calories sur la même distance : 150 kcal en marchant 45 minutes, 140 kcal en pédalant durant 30 minutes et autour de 300 kcal pour une demi-heure de rollers.

4. Soyez passionnée !

Un massage « sensuel » peut vous faire dépenser l'équivalent d'un plateau de fruits de mer. Un baiser enflammé met en jeu 29 muscles et brûle en moyenne 12 kcal contre à peine 3 kcal pour un petit bisou ! Conclusion : la passion est idéale pour garder la ligne !

5. Buvez du thé vert

3 tasses de thé vert augmentent le métabolisme de 10 % par jour, soit 100 à 200 kcal dépensées. En outre, il aurait la vertu de mobiliser les graisses du tissu adipeux lorsqu'on fait du sport.

6. Déshabillez-vous !

Les mécanismes de régulation thermique consomment beaucoup d'énergie : sur 4 kcal brûlées par l'organisme, 3 kcal sont utilisées pour maintenir votre température constante à 37 °C. En dormant dans une pièce à 16 °C au lieu de 20 °C, en tee-shirt et sans couverture, vous pouvez brûler jusqu'à 120 kcal supplémentaires par nuit. Et on ne triche pas en se collant à Jules !

7. Ne vous arrêtez pas dès les premiers frimas !

Vous n'avez pas d'excuse pour vous pelotonner sous la couette dès que le thermomètre est à la baisse. Toujours au nom de la thermorégulation de l'organisme, continuez à faire du sport en extérieur : à effort égal, vous augmenterez vos dépenses caloriques de 10 à 15 %.

8. Mangez des protéines végétales

C'est un excellent moyen de zapper un peu les protéines animales riches en matières grasses. Dans la famille des céréales, le choix est large : aux grands classiques (pâtes, riz, semoule) s'ajoutent le millet, le quinoa, l'avoine, les graines de lin, l'épeautre... Ils sont bourrés de protéines, sels minéraux, oligoéléments et ne contiennent pratiquement pas de graisses ! Et n'oubliez pas le tofu.

9. Libérez-vous...

Pratiquez le Qi Gong, une gymnastique douce venue de Chine. Elle vous aidera à renouveler et développer votre vitalité (www.federationqigong.com).

10. Évadez-vous...

... à bicyclette, comme le chantait Yves Montand. C'est le sport-plaisir par excellence, et la Fédération française de cyclotourisme organise des circuits en tout genre. Vous en profiterez pour découvrir les richesses culturelles et touristiques des régions que vous visiterez à votre rythme. Vous tonifierez par la même occasion le bas de votre corps et entraînerez votre système cardiovasculaire et pulmonaire.

11. Trouvez un partenaire...

... sinon de vie, au moins de sport ! Dans l'idéal, un ou une partenaire plus motivé(e) que vous, qui ne vous pardonnera pas vos accès de paresse le jour où vous aurez envie de faire sauter le cours de gym ou la séance de piscine.

12. Récompensez-vous

Tenez un journal de vos mensurations (tours de cuisses, de hanches et variations de poids). Quand vous remarquerez que vos efforts ont porté leurs fruits, faites-vous un petit cadeau – c'est bon pour le moral !

13. Positivez !

Vous allez au cours de gym en traînant les pieds ? Vous culpabilisez quand vous n'y allez pas ? Arrêtez de ruminer et soyez positive. Après tout, même si vous n'êtes pas un modèle d'assiduité et ne débordez pas de joie à l'idée de faire du sport, vos petits efforts commencent sûrement à payer. Vous dormez mieux, vos courbatures sont la preuve que vos muscles travaillent, vous être plus dynamique et déjà beaucoup moins paresseuse qu'avant !

14. Forcez un peu la dose

La muscu, c'est bon pour se bâtir une silhouette à la carte et brûler ses graisses, mais encore faut-il travailler avec des haltères un peu lourds, sinon c'est une perte de temps. Il est beaucoup plus efficace d'en faire moins avec des haltères qui offrent une certaines résistance (sans perdre le contrôle ou être incapable de les soulever) que d'en faire plus avec des poids trop légers.

15. Défoulez-vous à bon escient !

Changez d'horizon en pratiquant des arts martiaux ou de contact, comme le judo, le karaté, la boxe ou autre jujitsu. Il ne s'agit pas d'aplatir l'autre mais de vous défouler, de sculpter votre corps, de vous entraîner à la beauté du geste et de pratiquer une certaine philosophie de vie.

16. Courez !

C'est facile, pas cher et ça peut rapporter beaucoup sur le plan physique. Il suffit d'y aller doucement au début et de procéder par étapes. Une paire de tennis dotée de bons amortisseurs et le tour est joué. Le jogging vous mettra de bonne humeur et vous rendra tellement lucide et raisonnable que vous regarderez les paris-brests de la boulangerie avec le plus grand dédain !

17. Organisez-vous

Vous constaterez qu'il est tout à fait possible de caser au moins 1/2 heure à 1 heure d'activités physiques par jour. Faites simple (faites vos courses ou emmenez les enfants à l'école à pied), mais régulier (tous les jours si possible).

18. Profitez des vacances...

... pour changer votre regard sur le sport. Et puisque tout est bon à prendre, nagez, faites du parachute ascensionnel, du jet-ski, du surf, de la randonnée, de l'alpinisme, et même des châteaux de sable !

19. Prenez une photo

Avant – après (avec déclencheur pour plus d'intimité). Dure réalité peut-être, mais qui vous permettra de juger des effets du sport sur votre silhouette à quelques semaines d'intervalle. Motivant, non ?

20. Faites preuve d'imagination

Imaginez-vous en Bikini cet été ou l'été prochain (si l'on veut être plus raisonnable) ! Quand on veut, on peut !

chapitre 5

Comment en venir à bout quand elle fait de la résistance

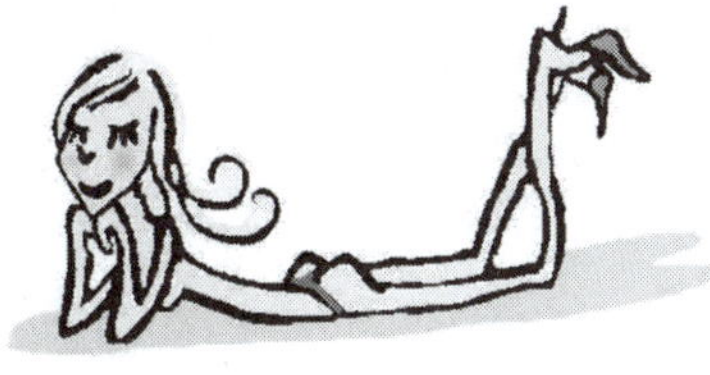

Après le sport, le réconfort ?

Pourquoi vous priver de quelques bons gestes quotidiens pour réduire le volume de votre cellulite et améliorer visiblement l'aspect de votre peau d'orange ? La perspective de la robe légère et du maillot de bain étant bien plus stressante que celle du col-roulé-parka, les amincissants en tout genre doivent faire partie de vos bonnes résolutions de printemps (toute l'année, c'est encore mieux !). Et de toute façon, il est temps de vous réapproprier un corps pas toujours à la hauteur de vos aspirations. Donc, avant de vous afficher sur une plage de Bora Bora en Bikini (dans le meilleur des cas !), il va falloir faire la paix avec un corps qu'en « bonne » paresseuse vous avez sans doute pas mal négligé !

Faites-vous du bien grâce aux massages maison

Le massage est un élément important dans la lutte anti-cellulite. Vous allez donc apprendre quelques techniques, qui vont vous permettre de diminuer votre masse grasse et d'améliorer votre circulation sanguine. En effet, en mobilisant les couches cutanées, le massage favorise un meilleur fonctionnement des capillaires et relance les échanges cellulaires et l'oxygénation des tissus. Il assouplit le derme et l'épiderme, préparant la peau à l'application d'un produit amincissant dont il renforce l'efficacité.

Armez-vous de patience et de bonne volonté, car vous n'obtiendrez pas de résultat visible avant quelques semaines. C'est le prix à payer !

Le fameux palper-rouler

Rien de tel qu'un bon massage pour raffermir et resculpter le corps et le visage. Le vigoureux pétrissage des plis de la peau qui roulent sous les doigts est une bonne façon de s'attaquer aux amas de graisse et de toxines qui infiltrent le tissu conjonctif. Quel que soit le type de votre cellulite, récente ou ancienne, molle ou dure, un bon massage assouplira votre peau et stimulera votre circulation sanguine et lymphatique.

Vous devez vous masser toujours dans le même sens : de bas en haut à partir de l'intérieur des jambes, puis en redescendant sur la face externe. Il s'agit, en fait, de suivre le sens de la circulation veineuse et lymphatique. Le démarrage peut être douloureux, notamment sur les zones où la cellulite est incrustée, mais on s'y habitue très vite.

Voici pour vous 10 mouvements à enchaîner dans le cadre d'un automassage complet (à pratiquer 1/4 d'heure chaque jour après la douche) :

L'effleurage

Votre automassage doit commencer par l'effleurage. Assise ou couchée, jambes repliées, sans crème ni huile, glissez vos mains sans exercer de pression sur toute la surface de votre ventre, dans le sens des aiguilles d'une montre. Cela sert à « chauffer », à prendre contact avec son corps et à réveiller l'épiderme.

Les effleurages alternés courts

Effleurez maintenant vos cuisses à l'aide de mouvements courts et répétitifs, en changeant de main, comme si vous enleviez des miettes sur une nappe. Travaillez, là aussi, de bas en haut en vous massant avec douceur et légèreté. Terminez par un effleurage long, du genou à la cuisse. Répétez

2 fois puis recommencez tout le processus sur l'autre cuisse et éventuellement sur le ventre.

La friction

Continuez vos mouvements circulaires en appuyant un peu plus. La friction est le geste que vous effectuez lorsque vous avez appliqué une crème raffermissante pour la faire pénétrer.

Le pétrissage

Le mouvement consiste à saisir la peau avec une ou deux mains, entre les pouces et les autres doigts, et à la faire rouler. L'objectif du pétrissage est de chasser la cellulite infiltrée dans le tissu conjonctif.

Le palper-rouler

Un peu comme le pétrissage, le palper-rouler décolle la peau puis la repousse. Pincez votre peau entre le pouce et l'ensemble des autres doigts, soulevez-la, puis faites-la rouler.

Les pressions

Mains à plat sur le ventre, inspirez, gonflez le ventre, tout en créant une résistance avec vos mains, comme si vous vouliez empêcher votre ventre de gonfler. En expirant, rentrez le ventre en le poussant avec vos mains au maximum. Recommencez avec des mouvements de pressions et relâchements rapides.

Les pressions rythmiques

Placez vos mains bien à plat sur une cuisse en effectuant une pression douce avec le bout des doigts, puis une pression plus forte avec la paume de la main, comme si vos mains se balançaient dans votre chair. Travaillez du genou vers le haut de la cuisse en massant le plus de zones possible.

Les pressions en vagues

Ce mouvement est à peu près similaire au précédent. Commencez par le bout des doigts et, tout en remontant doucement sur la cuisse, faites un mouvement de bascule avec toute votre main (doigts, paumes et partie charnue). Ce geste imite la vague qui s'écrase sur le sable ; le pratiquer en mouvements réguliers et continus.

Les frappes

Abattez vos poings fermés en alternance sur vos hanches et vos fesses. Un peu rude, mais excellent pour la circulation ! Veillez à garder le poing bien souple, tout en y allant énergiquement (pas trop quand même) et à un rythme régulier.

Le malaxage profond

Saisissez les bourrelets de votre ventre à deux mains, malaxez et pétrissez la peau et le tissu conjonctif comme si vous pétrissiez de la pâte. Les paumes de vos mains et tous vos doigts doivent rester en contact avec la peau. Massez-vous lentement, en profondeur et sans provoquer de friction.

Bonus : la fin de la séance !

Pour finir en beauté et apaiser votre corps perclus, massez-vous avec la paume de vos mains en effectuant de grands mouvements d'ensemble.

DEPUIS LA NUIT DES TEMPS

Les Égyptiens pratiquaient déjà le palper-rouler, il y a 4 000 ans !

Les massages anti-capitons au cas par cas

Vous pouvez lutter contre la cellulite par des massages manuels rigoureux, fermes et réguliers : disons un jour sur deux pour laisser le temps à votre peau de se « ressaisir ». Les mouvements de départ du massage stimulent la circulation sanguine et lymphatique alors que les suivants, par leur douceur et leur tempo, stimulent le travail des muscles. Les mouvements de pétrissages et de pressions doivent être suffisamment fermes pour que l'exercice soit, si ce n'est douloureux, toutefois assez désagréable ! En revanche, *ferme* ne veut pas dire « violent » : inutile de vous arracher des lambeaux de chair !

Pour alléger vos cuisses et vos jambes en stimulant la microcirculation

1. Vous êtes allongée sur le dos, les pieds sur le rebord d'une chaise calée contre le mur.

2. Levez une jambe. Puis, avec vos mains bien à plat, exercez de légers effleurages glissés comme si vous lissiez votre peau, toujours des chevilles vers les hanches. Répétez 7 fois.

3. Faites de même sur l'autre jambe bien sûr !

Vous constatez alors que la jambe que vous avez modelée en premier est plus claire que l'autre. Rougeurs et marbrures ont disparu – preuve que les toxines s'éliminent.

Pour activer l'élimination des graisses en deux temps

1. Vous êtes assise par terre. Posez vos pieds entre les deux pieds d'une chaise et repoussez-les vers l'extérieur, comme si vous vouliez les écarter. Dans cette position, vous sentez que tous les muscles de la face externe de vos jambes sont contractés.

2. Avec vos deux mains à plat, pouces écartés des autres doigts et se touchant du bout, exercez de légères pressions successives sur la face externe des jambes, là où vous sentez que vos muscles sont contractés. Remontez vers le haut des cuisses.

3. Recommencez 2 ou 3 fois sur chaque jambe en insistant sur les zones capitonnées.

4. Placez maintenant vos pieds à l'extérieur des pieds de la chaise et essayez de les rapprocher. Il s'agit cette fois-ci de contracter les muscles, souvent négligés, de la face interne des cuisses.

5. Avec vos deux mains à plat, exercez de légères pressions sur la face interne de chaque jambe, en remontant jusqu'en haut des cuisses.

6. Répétez le mouvement 2 ou 3 fois sur chaque jambe.

Pour modeler vos fesses, vos hanches et votre ventre

1. Allongée sur le dos, jambes pliées, relevez le bassin en serrant les muscles fessiers et rentrez le ventre en contractant les abdominaux. Ne vous cambrez pas.

2. Avec vos poings fermés, exercez des pressions glissées sur les fesses, les hanches et le ventre.

3. Puis, allongée sur le dos, tête relevée, serrez et relâchez les fessiers 7 fois.

4. Exercez, dans le même temps, des pressions glissées avec vos poings sur la face externe des cuisses, fesses et hanches.

5. Recommencez depuis le début plusieurs fois.

Pour avoir un ventre plat et favoriser l'évacuation des toxines

1. Vous êtes assise, le dos bien calé contre le dossier d'une chaise. Posez les mains à plat sur votre ventre et concentrez-vous quelques minutes sur votre respiration.

2. Toujours les mains bien à plat, massez ensuite doucement votre ventre en décrivant de grands cercles dans le sens des aiguilles d'une montre.

3. Augmentez progressivement la pression de vos mains, en décrivant des cercles plus petits.

4. Pratiquez ce massage pendant 2 minutes.

LES PETITS PLANS DANS LES GRANDS

- **Bon plan n° 1 – Préparez le terrain. La salle de bains ou la pièce où vous vous massez doit être claire, chaude et exempte de courants d'air. Branchez éventuellement un petit chauffage d'appoint si vous craignez d'avoir froid. Préparez le matériel nécessaire (linge, éponge, survêtement ou peignoir, huile ou crème de massage) et offrez-vous une ambiance agréable (léger fond sonore, brûle-parfum, bougie parfumée)... Rien n'est trop beau pour vous !**
- **Bon plan n° 2 – Les huiles essentielles (ou les principes actifs de votre crème de massage) agiront mieux si vous prenez une douche bien chaude. Séchez-vous soigneusement et passez à la séance de massage.**
- **Bon plan n° 3 – Allongez-vous un moment pour vous relaxer ; un peu de repos ne vous fera pas de mal : vous l'avez bien mérité !**

ENCORE ET TOUJOURS

Le résultat des soins anti-cellulite est parfois satisfaisant sur le coup, mais il a une fâcheuse tendance à s'estomper rapidement. Comment faire pour prolonger les effets des soins anti-capitons ? En persévérant, bien sûr !

On a le droit de rêver...

Ce serait le rêve – on est bien d'accord – si toutes ces crèmes onctueuses, riches et forcément nouvelles, vous faisaient fondre comme par enchantement avant les vacances ? Mais inutile de vous raconter des histoires ! Vous ne perdrez jamais 3 kg avant l'été en vous passant de la crème sur les cuisses ! En revanche, vous pouvez vraiment améliorer l'aspect de votre peau et perdre même quelques centimètres de cellulite.

Il faut aussi essayer d'y voir clair dès le départ et s'y retrouver un peu dans la jungle des brûleurs de graisse et leur cortège de promesses : produits anti-cellulite, amincissants, raffermissants, affinants, anti-capitons, etc. sous forme de crème, de gel, de patch, de spray...

Une crème « raffermissante », par exemple, n'agira jamais sur vos amas graisseux, car les produits dits « cosmétiques », du fait de la réglementation, ne pénètrent pas plus profondément que la couche superficielle de l'épiderme. Seuls les crèmes ou les gels dits « minceur » ou « anti-cellulite » peuvent se vanter d'agir en profondeur sur les tissus graisseux. Les laboratoires qui fabriquent ce genre de crèmes doivent apporter la preuve réelle que leur produit a fait l'objet d'études. De la circonspection donc, s'agissant de l'appellation employée par le fabricant avant de craquer pour une pub vantant une crème coûteuse.

NE PAS CONFONDRE

Aux yeux de la loi, seuls les kinésithérapeutes sont autorisés à utiliser le terme de *massages*. Les autres praticiens doivent employer le terme de *modelage*.

Casting anti-gras des crèmes cosmétiques

Si les crèmes cosmétiques n'agissent pas contre la cellulite, elles peuvent tout de même favoriser le drainage, qui diminue la rétention d'eau, et redonner de l'éclat à votre peau. Servez-vous donc de crèmes hydratantes et raffermissantes pour vous masser et associez-les à des crèmes anti-cellulite en traitement de fond.

Choisissez des produits raffermissants qui contiennent :

Des rétinoïdes

Ils sont des dérivés de la vitamine A. Ces produits réduisent l'apparence des rides du visage et adoucissent la peau du corps. Ils agissent en améliorant l'épaisseur de l'épiderme et en stimulant la circulation sanguine.

Des acides alpha-hydroxy (acide lactique, acide glycolique, etc.)

Ils sont aussi présents dans les fruits acides tels les agrumes, les raisins ou les pommes, mais aussi dans le lait caillé. Ils stimulent l'exfoliation de la peau, accélèrent le renouvellement cellulaire et affinent l'épiderme.

VU DE L'INTÉRIEUR

Quels ingrédients trouve-t-on dans les fameux produits amincissants et anti-cellulitiques ? Ils varient bien évidemment en fonction des marques, mais sont fréquemment présents la caféine, le lierre, le ginkgo, l'eau, l'alcool, le magnésium glutamate, le prérétinol, l'anacardier, les algues, le ruscus et le marron d'Inde.

Casting anti-gras des crèmes « minceur »

La cellulite se formant dans l'hypoderme, les crèmes « minceur » ou « anti-cellulite » devraient être qualifiées de « médicaments » au regard de la législation, car elles agissent (ou devraient agir) en passant la barrière dermique. Or, les dermatologues affirment, en nombre, que les crèmes amincissantes sont inefficaces sur la cellulite. Les laboratoires, eux, témoignent que les cellules graisseuses ne disparaissent pas mais sont plutôt « réorganisées ». À quel saint faut-il donc se vouer ?

Des tests parus dans *60 Millions de consommateurs* ont conclu que l'on pouvait observer une diminution maximale du tour de cuisse de 2 cm environ (sans réduction supplémentaire en prolongeant le traitement) pour les meilleurs produits. Pas si mal, bien que l'on ignore encore ce que donnent les résultats sur le long terme et s'il faut s'attendre à une stabilisation ou à une reprise du tour de cuisse !

Quoi qu'il en soit, les crèmes destinées à lutter contre la cellulite contiennent deux types de composants :

Des composants anti-cellulite agissant sur le drainage circulatoire

Ils favorisent la décongestion des tissus par drainage de l'œdème dû à une rétention d'eau. Il s'agit généralement de substances proches de celles qui sont employées dans la prise en charge des troubles fonctionnels liés aux varices, extraits de pépins de raisins, de vigne rouge, de marron d'Inde...

Des composants anti-cellulite agissant sur les cellules graisseuses

Il s'agit principalement de la caféine (qui présente d'ailleurs un excellent taux de pénétration transcutanée). Les produits en contenant peuvent pénétrer jusqu'aux couches profondes sous-cutanées. Ils ont donc une action sur la fonte des graisses. D'ailleurs, les expériences ont prouvé que la caféine en crème est responsable de la stimulation d'une enzyme, la triglycéride-lipiase, qui libère les acides gras des triglycérides stockés dans les adipocytes. Ces acides gras rejoignent le sang mais n'ont pas le pouvoir de disparaître miraculeusement. Il faut donc qu'ils soient « brûlés », c'est-à-dire qu'ils se transforment en énergie. Comment ? Mais par l'exercice physique, qui augmente la dépense énergétique, bien sûr !

VARIATIONS ÉPIDERMIQUES

Logique : plus la peau est mince, plus les produits sont capables de la pénétrer. L'épaisseur de l'épiderme varie selon les endroits de 1 à 10 mm ; or, elle est de 1 mm au niveau du ventre et des cuisses. La nature est bien faite : ce sont justement les endroits qui ont besoin de vos bons soins !

De retour à la maison, munie de votre crème

Il ne faut pas vous attendre à des résultats exceptionnels. Rappelez-vous que vous ne ferez pas disparaître toute votre cellulite, mais qu'en revanche vous pourrez améliorer l'aspect de votre peau et réduire de quelques centimètres vos tours de cuisses et de hanches au bout de plusieurs semaines d'utilisation. Un conseil : pour renforcer l'efficacité de votre crème « minceur », faites un gommage avant son application ; votre peau sera plus réceptive aux actifs si elle est débarrassée de ses cellules mortes.

PHÉNOMÈNE FRANCO-FRANÇAIS

C'est en France que les crèmes amincissantes se vendent le mieux !

Les bons gestes / les bons conseils

- Appliquez toujours votre crème en effectuant des mouvements circulaires, des chevilles vers les hanches.
- Massez d'abord la face externe puis interne de vos cuisses, de vos hanches et de votre ventre, toujours dans le sens des aiguilles d'une montre.
- Pour l'ensemble des jambes, remontez du genou vers le haut de la cuisse, en effectuant de petits gestes circulaires.
- Pour les fesses, placez vos mains à plat de chaque côté de votre bassin et massez-vous en faisant de grands cercles.
- En règle générale, pour une efficacité maximale, les crèmes peuvent nécessiter jusqu'à 2 applications, le matin et/ou le soir, après la douche.
- Les soins anti-cellulite s'utilisent en cure de 8 semaines : juste avant les beaux jours (spécialité de la paresseuse), plusieurs fois dans l'année ou encore à titre préventif au cours des périodes « à risques », en particulier lors d'une grossesse ou au moment de la préménopause.
- Pour optimiser l'action de tous ces beaux produits, n'oubliez pas de leur donner un petit coup de pouce en surveillant votre alimentation et en buvant 1,5 litre d'eau par jour. Et rappelez-vous aussi de faire de l'exercice régulièrement ; sinon, vos efforts ne serviraient strictement à rien !

LES PETITS PLANS DANS LES GRANDS

• Bon plan n° 1 – Pour optimiser les résultats de votre crème anti-capitons, renouvelez l'application de la crème matin et soir pendant toute la durée du traitement recommandée par la marque.

• Bon plan n° 2 – En vous massant le ventre par des mouvements circulaires dans le sens des aiguilles d'une montre, non seulement vous ferez pénétrer votre crème, mais vous faciliterez en même temps votre transit intestinal.

• Bon plan n° 3 – Hydratez votre peau. Une bonne hydratation favorise la pénétration d'une molécule ! Une bonne raison pour appliquer votre crème « minceur » après un bain ou une douche, juste après vous être essuyée.

Faites-vous dorloter utile

Si vous êtes trop paresseuse pour vous masser ou si vous voulez que l'on vous chouchoute, courez dès que vous en avez l'occasion dans un institut, sur la plage (où les beaux masseurs parcourent les kilomètres de sable en quête de lombaires femelles) ou dans le hall d'un aéroport, entre deux avions !

Un bon massage permet d'attaquer les zones à problèmes et sera fort utile si vous souhaitez gagner en fermeté, éliminer les toxines et déloger un peu de gras ! Les massages peuvent-ils aussi réduire la cellulite ? Oui, dans une certaine mesure, car ils activent les échanges cellulaires et améliorent la circulation. Dans le meilleur des cas, le masseur effectue des pressions plus ou moins fortes selon l'état de votre cellulite, décolle et dissout les amas adipeux de la couche sous-cutanée. D'où la nécessité et l'intérêt de faire des massages en profondeur le plus régulièrement possible, le tout à condition d'accompagner cette technique d'une bonne hygiène de vie !

UN MASSAGE PEUT-IL ÊTRE DANGEREUX ?

Quand le « massage » se fait uniquement sur les muscles, il n'y a pas de risque de blocage. Si vous êtes tendue ou très contractée, certains gestes peuvent s'avérer un peu douloureux, mais cela ne dure pas. Seules les manipulations des vertèbres peuvent être dangereuses et provoquer des blessures si elles sont pratiquées de manière inappropriée. Si vous souhaitez que l'on vous manipule la colonne vertébrale, consultez votre médecin ou un spécialiste.

Le pouvoir bienfaisant du toucher

Rêvons un peu ! Pourquoi ne pas vous laisser aller aux mains expertes d'un masseur un brin exotique ? Et mieux encore : vous accorder un break « relaxation » 1 fois par semaine ou 1 fois par mois ? Ce serait même une bonne idée en ce qui concerne votre combat contre la cellulite. Car si vous êtes stressée, nerveuse, à cran, vous aggravez bien évidemment votre cas. Votre organisme sécrète un flot constant de cortisol, une hormone fabriquée par la glande surrénale, qui joue un rôle important dans l'adaptation de l'organisme face au stress. Or, trop de cortisol induit inévitablement le stockage des graisses dans l'abdomen ! Donc, avant d'en arriver à cette extrémité, accordez-vous un bon massage. Le massage, c'est non seulement la détente, mais aussi la beauté et la fermeté de la peau. C'est prendre conscience que l'on doit se consacrer du temps et c'est aussi un investissement qui vous rendra plus solide, plus radieuse et davantage capable de donner à ceux qui ont besoin de votre énergie et de votre joie de vivre.

Les massages procurent des bienfaits chez la femme enceinte et le bébé *in utero*, ainsi que chez le nouveau-né ; chez les jeunes enfants et les adolescents pour combattre l'anxiété ; chez une personne ayant subi un acte chirurgical (notamment après l'ablation d'un sein et dans le cas d'une chirurgie réparatrice) ; chez les dépressifs et les personnes âgées.

Voyager sans quitter sa table... de massage

Il n'y a pas que dans les instituts de remise en forme ou dans les centres de thalassothérapie que vous pouvez vous faire masser. Et vous n'avez pas non plus besoin d'attendre le retour des vacances. Vous pouvez désormais bénéficier de ces techniques traditionnelles venues du bout du monde sur votre lieu de villégiature. Soleil, mer bleu turquoise et sable fin... le cadre est idéal pour vous octroyer un moment de relaxation intense. Plutôt que de rester échouée sur votre serviette de bain, laissez-vous aller à des effleurages, malaxages et autres pétrissages aux multiples bienfaits pour le corps et l'esprit.

Le *beach massage*

Le phénomène des massages proposés sur les plages a d'abord pris son essor sur celles des pays d'Asie et des Caraïbes (Thaïlande, Inde, République dominicaine) pour prendre place depuis plusieurs années sur les plages françaises. Ils sont surtout pratiqués dans le Sud de la France, sur des plages très touristiques telles que celles d'Antibes, de Saint-Tropez ou parfois sur les plages basques comme celle de Mimizan. On retrouve ces prestations principalement sur des plages privées, où les masseurs viennent à votre rencontre pour vous proposer leurs services. Il est malgré tout possible de rencontrer quelques masseurs itinérants sur des plages plus populaires, qui sauront vous proposer une prestation relaxante à un prix moins élevé. Au programme : des « massages » qui s'inspirent de différentes techniques orientales traditionnelles, exécutés à même le sol.

Attention ! ces masseurs dits « itinérants » ne sont pas hautement qualifiés. Ce qui signifie qu'ils ne sont pas kinésithérapeutes. Même s'ils ont de l'expérience dans telle ou telle technique, il ne faut pas vous attendre à des effets thérapeutiques. En effet, si ces massages sont réputés pour stimuler la circulation sanguine, soulager les courbatures et les maux de dos, favoriser la digestion, le sommeil et la capacité respiratoire, mieux vaut consulter directement un kinésithérapeute ou un professionnel pour un réel acte paramédical.

Le massage thaï

Vous vous sentez débordée, vidée, épuisée ? Il est temps de réagir avant de « gonfler » cruellement sous l'effet du stress. Pour vous recharger, puisez dans l'énergie du massage thaï. Cette technique très ancienne, au confluent des traditions chinoise, indienne et japonaise, est enseignée dans les monastères bouddhistes et pratiquée en famille. Vêtue d'un petit pyjama de coton, vous êtes allongée sur un matelas au sol. Le massage débute par une réflexologie plantaire qui allège les jambes.

De tous les massages asiatiques, c'est l'un des plus complets. Son objectif : redonner toute leur vigueur aux muscles et assouplir les articulations. Très tonique et stimulant, c'est le massage parfait pour un regain d'énergie et d'euphorie. Selon la tradition, il est pratiqué sans huile et s'apparente au yoga pour les étirements et au shiatsu pour les pressions sur les méridiens – des étirements et des positions qui servent à masser les organes.

Pour améliorer la souplesse du corps (et celle de l'esprit), les thérapeutes alternent pressions et pétrissages des muscles, jouant autant de la force des coudes que de celle des mains. Les bras et les jambes sont étirés, les articulations sont sollicitées pour relancer la circulation sanguine et lymphatique. On est souvent surpris par la vigueur de cette technique mais le résultat est là : on ne ressent plus la fatigue pendant plusieurs jours ; en outre, les jambes et le ventre dégonflent.

Contre-indications : ce massage est très énergique, voire brutal lors, par exemple, de l'utilisation des pieds. Il est donc à éviter en cas de problèmes musculaires, tendineux ou plus généralement de santé.

Le shiatsu

Il est inspiré de la médecine chinoise traditionnelle, mais il s'est d'abord développé au Japon où il est officiellement reconnu. Le *shiatsu*, qui peut se traduire par « pression avec les doigts », s'apparente à l'acupuncture, mais – rassurez-vous – il n'utilise pas d'aiguilles ! Le shiatsu moderne prend sa source sur le concept de l'énergie vitale. Les pressions, réalisées sur les points situés sur les méridiens, font circuler cette énergie. Se pratiquant très simplement – vous pouvez rester habillée et vous faire chouchouter à même le sol –, le shiatsu est l'un des rares massages reconnus par le Parlement européen comme « médecine non conventionnelle digne d'intérêt » – ce qui veut dire que ses effets thérapeutiques sont pris au sérieux. Il est en effet réputé efficace contre les maladies du stress, la fatigue, les maux de tête, les troubles digestifs et du sommeil, et même... le grignotage !

Contre-indications : à éviter si vous avez des lésions ou encore des inflammations. Il est également fortement contre-indiqué pendant la grossesse.

Le massage ayurvédique

Le massage ayurvédique a depuis toujours fait partie de la médecine indienne qui soigne le corps et l'esprit dans leur globalité. Les Indiennes massent leurs bébés de cette façon tous les jours. Selon l'*ayurveda*, notre constitution s'apparente à l'un des trois types d'énergies : Vata, Pitta ou Kapha. Identifier cette typologie permet déjà de comprendre les facteurs de déséquilibre ou de prise de poids et de se faire conseiller une alimentation équilibrée adaptée à chaque type d'énergie.

C'est la star des bords de mer, du moins le massage que l'on rencontre le plus souvent sur les plages françaises. Au programme : frictions, tapotements légers, pétrissages des tissus, le tout sur une chaise longue ou une serviette de bain, avec une huile délicieusement parfumée. Avec le massage ayurvédique, les soucis, la fatigue et la nervosité s'envolent l'espace d'un instant délicieux. On se sent détendue et en parfaite harmonie avec soi-même. Les huiles utilisées (sésame, tournesol, amande) selon votre type d'énergie sont souvent mélangées à des huiles essentielles exquises (géranium, cyprès, cannelle, gingembre...), circulatoires et équilibrantes.

Contre-indications : aucune. Si c'est bon pour les bébés, c'est bon pour vous.

Le massage californien

Ce massage, créé en 1970 près de San Francisco, est très relaxant. Il a pour but la recherche du confort, de la détente physique et du bien-être. Très doux, le massage californien laisse un champ de liberté et de créativité au masseur. Ce dernier pourra agrémenter votre séance de pressions glissées, pétrissages et frictions légères sur l'ensemble de votre corps.

C'est un massage de type musculaire durant lequel le masseur utilise des mouvements amples et lents en associant des effleurages pour réchauffer la peau, des pétrissages et des étirements pour modeler la masse musculaire. L'objectif est avant tout de relâcher la tension mentale – rien de tel pour évacuer le stress de la journée et renouveler le système immunitaire. De plus, le massage californien se pratique à l'aide d'une huile fluide enrichie en huiles essentielles. Un moment de zénitude extrême !

Contre-indications : à éviter en cas de lésions cutanées, musculaires ou inflammatoires.

Le massage hawaïen

Ce massage séculaire, revitalisant et surtout énergisant, tire son inspiration des mouvements rythmiques des danses hawaïennes ! Il est exercé à l'aide de mouvements longitudinaux et d'exercices d'étirements délicats. Se faisant directement sur la peau en utilisant une bonne quantité d'huile de massage, il vous procurera une détente immédiate. On vous massera tout le corps pour lui permettre de retrouver énergie et équilibre, soulager la tension musculaire, améliorer la circulation du sang et de la lymphe. Ce massage, parfait pour rétablir l'harmonie physique et mentale, vous aide à nettoyer votre corps.

Contre-indications : à éviter en cas de lésions cutanées ou d'inflammations, car l'huile utilisée risque fortement d'infecter vos plaies.

Le *ko-bi-do*

Le *ko-bi-do*, appelé également « massage facial japonais », a pour but de rajeunir votre visage en redonnant une meilleure élasticité à votre peau. Issu du massage traditionnel japonais, l'*amma*, ce soin est une combinaison de mouvements sur le visage, la nuque et le cou.

Avant le début du massage, une phase purifiante permet de nettoyer votre peau de toutes ses impuretés. Ensuite, le véritable *ko-bi-do* se poursuit avec une phase énergisante, par stimulation des points énergétiques de votre visage, et pour finir un drainage lymphatique (mouvements glissés) pour évacuer les toxines.

Le *ko-bi-do* stimule donc la circulation sanguine et lymphatique et améliore la qualité de votre peau ; elle est purifiée et hydratée. Il libère votre visage de la tension musculaire qui est responsable de la formation des rides.

Contre-indications : à éviter en cas de plaies, d'inflammations ou d'utilisation de produits de comblement des rides comme le Botox.

Le massage oriental aux huiles parfumées

Pratiqué dans les hammams, le massage oriental est un véritable moment d'évasion qui vous rappellera vos vacances ou qui vous fera découvrir des senteurs et des bienfaits venus d'ailleurs. Les huiles orientales, parfumées à l'huile d'argan, aux pétales de roses ou à la fleur d'oranger, hydratent la peau et le corps. Elles sont appliquées sur le dos à l'aide d'un massage très basique, qui procure néanmoins une sensation de bien-être et de détente.

Contre-indications : aucune. Le petit point négatif est que les huiles restent grasses sur la peau.

Le massage aux pierres chaudes

Cette pratique traditionnelle consiste à chauffer des pierres de basalte dans un bain d'eau chaude dont la température reste constante. Lors d'une séance, vous serez invitée à vous allonger sur le dos, sur les pierres chaudes que le praticien aura chauffées et disposées sur la table en fonction de votre morphologie et de vos besoins.

Tandis que vous êtes couchée sur les pierres placées le long de votre colonne vertébrale, votre corps va être chauffé par des passages successifs de pierres chaudes huilées que l'on fait glisser lentement le long de vos muscles, des pieds à la tête. C'est le moment du massage proprement dit, avec des passages plus insistants sur certaines zones. Le dos reçoit aussi des soins – effleurages, frictions, pressions, vibrations –, et la température des pierres varie. Les phases de massage avec les pierres fraîches ont pour but de désenflammer. Le froid provoque en effet une contraction vasculaire et un appel d'énergie – ce qui rend très réceptif au chaud qui va suivre. L'alternance du chaud et du froid (appelée « thermothérapie ») surprend agréablement.

C'est un massage hyper relaxant, qui permet de faire le vide. Votre mental se libère grâce aux changements de température sur les tensions musculaires. Enfin, la circulation sanguine et le flux énergétique retrouvent un bon équilibre.

Contre-indications : ce massage est déconseillé aux diabétiques, aux cardiaques et aux personnes dont le système immunitaire est fragile.

Le massage sur chaise

Est-il possible de se détendre en 15 minutes ? C'est ce que propose avec succès le massage assis, que vous trouverez peut-être dans votre entreprise, dans certaines boutiques, des aéroports ou encore des bars, cafés et restaurants de Paris et de province.

Vous êtes installée dans une chaise ergonomique tandis qu'un masseur se concentre essentiellement sur le dos, les hanches, les épaules ou encore le crâne. C'est une formule idéale pour une première approche du massage (en plus, vous gardez vos vêtements) et un moment de détente rapide (parfait pour vous qui êtes toujours pressée), qui permet de retrouver calme, sérénité et de refaire le plein d'énergie. Enfin, sachez que ces massages ont une durée qui varie en fonction de la technique employée et du prix que vous y mettez. Ils peuvent durer de 15 minutes à 1 heure en moyenne.

Contre-indications : ce massage est déconseillé aux femmes enceintes ou aux personnes ayant des inflammations.

SE RENSEIGNER

Pour tout renseignement sur les massages orientaux, consultez le site *www.espace-france-asie.com*.

GÉOGRAPHIE DE L'ÉNERGIE

Les méridiens sont les voies énergétiques de la médecine chinoise qui parcourent l'ensemble du corps. Ceux qui sont en rapport avec la cellulite sont ceux des organes d'assimilation (estomac et vésicule biliaire, sur la face antéro-postérieure), de digestion (rate et foie sur la face interne) et d'élimination (vessie sur la face postérieure).

Les méthodes anti-cellulite testées pour vous

Il existe pléthore de méthodes plus ou moins médiatisées, certaines très agréables, d'autres carrément plus odieuses, qui prétendent pouvoir vous débarrasser de votre cellulite. Mais une chose est sûre : dans tous les cas, ces méthodes sont onéreuses et les résultats provisoires. Vous n'allez quand même pas vous laisser tenter par n'importe quoi ou vous laisser torturer sans broncher ! Méfiez-vous de ces soi-disant « spécialistes » de la cellulite qui vous injectent toutes sortes de produits totalement inefficaces et parfois dangereux. Il en existe même à base d'extraits thyroïdiens ! Ces « infiltrations » coûtent en général fort cher et ne sont pas remboursées par la Sécurité sociale. Et si l'endermologie et autre mésothérapie connaissent leur heure de gloire, prudence ! D'ailleurs, de nouveaux procédés sont régulièrement mis au point – ce qui est bien la preuve que les précédents ne marchaient pas vraiment ! Est-ce que cela vaut le coup d'aller dépenser votre argent ? Un petit tour d'horizon s'impose si vous voulez éviter de tomber dans le panneau !

Le drainage lymphatique

Le drainage lymphatique n'a rien d'une technique nouvelle puisqu'il date de 1933 ! C'est un procédé manuel ou mécanique qui a pour but d'éliminer l'eau et les toxines des tissus. Il doit être pratiqué par des kinésithérapeutes ou des médecins, et non par des esthéticiennes ! Il est avant tout utilisé dans certaines maladies, notamment pour traiter les œdèmes de la lymphe après une mastectomie (conséquence du traitement du cancer du sein). Par voie de conséquence, il peut être – partiellement – utile dans le traitement de la cellulite.

En effet, le drainage lymphatique lutte contre les troubles circulatoires lymphatiques (insuffisance veineuse, œdème, troubles de la circulation lymphatique...) qui aggravent le phénomène de la cellulite. Il réduit l'œdème dû à une rétention d'eau, diminue la pression dans les tissus cellulitiques et « décongestionne » les jambes et les cuisses en drainant la lymphe qui a tendance à s'y accumuler. Le drainage lymphatique concerne donc uniquement les membres inférieurs lorsque l'on veut insister sur les zones où se trouve la cellulite, mais il se pratique généralement sur l'ensemble du réseau lymphatique superficiel, donc sur l'ensemble du corps (épaules, ventre, jambes...).

En quoi consiste le drainage lymphatique ?

La technique consiste en des mouvements d'appel (appui et relâchement rapides) et de résorption (glissé sur la peau) destinés à évacuer le liquide lymphatique chargé d'une partie des déchets de l'organisme. Elle s'effectue en douceur selon le protocole suivant :

1. Ouverture des points lymphatiques par des pressions circulaires, lentes et régulières, sur la peau. Pas question d'écraser les vaisseaux, puisqu'il s'agit de libérer les toxines. Le masseur commence au niveau de la clavicule, puis ses doigts s'attardent sur le creux de l'aine et, enfin, sur les jambes, avec une attention particulière pour les genoux s'ils présentent des gonflements disgracieux.

2. Le pompage. Par des mouvements alternant pression et dépression, le masseur pompe, en quelque sorte, pour activer la lymphe. Le rythme est toujours le même : 3 fois 5 pressions. Le drainage commence par le ventre, puis le plexus si vous êtes stressée. Ensuite s'enchaînent, dans l'ordre les cuisses, les mollets et les chevilles. Le corps est alors drainé dans sa totalité.

Notre avis

Le drainage lymphatique dure 1 heure en moyenne. S'ensuit une sensation de légèreté et de bien-être. Les pétrissages profonds apportent un soulagement aux sensations de jambes lourdes qui accompagnent souvent la cellulite.

Mais le drainage lymphatique va-t-il vous débarrasser de votre cellulite ? Ne vous faites pas d'illusions. S'il peut au mieux améliorer localement l'aspect de votre peau d'orange, il n'a pas le pouvoir de mobiliser la cellulite fibreuse, c'est-à-dire ancienne et incrustée.

REMBOURSÉ PAR LA SÉCURITÉ SOCIALE ?

Le drainage lymphatique n'est pas remboursé par la Sécurité sociale, sauf en cas d'œdème des voies lymphatiques, conséquence d'un curage ganglionnaire – pour le traitement d'un cancer, par exemple.

La mésothérapie

La mésothérapie est une technique qui consiste à effectuer des micro-injections de produits dans le derme (juste sous l'épiderme donc, la couche superficielle de la peau). Elle est couramment utilisée en rhumatologie ou en médecine du sport, mais elle peut être aussi proposée dans la prise en charge de la peau d'orange, bien qu'elle ait principalement une action sur la circulation veineuse et lymphatique, plus que sur la graisse.

La mésothérapie est un acte médical et doit être de ce fait réalisée par un médecin qui établira un diagnostic et évaluera les possibles effets secondaires et les contre-indications. De même, le médecin déterminera les types, la concentration et la quantité des produits à injecter.

Notre avis

À vous de voir si vous vous sentez une vocation de fakir et bon courage pour les aiguilles !

La pressothérapie

Fondée sur le principe du drainage lymphatique, la pressothérapie consiste, comme son nom l'indique, à une série de pressions successives. La séance dure 1 heure (30 minutes de pressothérapie suivie d'un massage). Vous êtes allongée après avoir enfilé une sorte de costume futuriste qui vous enrobe des pieds à la taille. Vos bras sont traités en même temps dans des manchons. Relié à un compresseur qui insuffle de l'air puis l'aspire, ce costume gonfle puis se resserre sur votre corps avec un rythme régulier, appuyant ainsi sur des points stimulateurs de la circulation sanguine et lymphatique.

Notre avis

Moins efficace que le drainage manuel, la méthode peut donner de tout petits résultats provisoires sur la peau d'orange et permet de se croire l'espace d'un instant dans *Star Trek* !

Le BodySculptor®

Il s'agit là d'un appareil qui envoie des ondes « biomagnétiques » à basse fréquence sur la surface de la peau. Concrètement, ces ondes prétendent favoriser le déstockage naturel des graisses. Avant de commencer la séance à proprement parler, on enduit vos cuisses, vos mollets, vos hanches, votre ventre, vos fesses et vos bras de gel amincissant. Ces parties sont ensuite recouvertes d'un film plastique. Puis vous vous allongez sur un lit équipé de sangles chauffantes reliées à une machine ; ces sangles sont réparties sur les zones à traiter. Il ne vous reste plus qu'à rêvasser pendant 45 minutes. À l'issue de la séance, on vous masse pendant 15 minutes pour drainer – paraît-il – les acides gras libérés par les ondes et la chaleur.

Notre avis

C'est une technique chère et bizarroïde, mais qui a au moins l'avantage d'être indolore !

L'infiltration traçante

Il s'agit d'injections de produits médicamenteux en tout genre dans vos amas cellulitiques, à l'aide d'une longue, très longue aiguille que l'on tourne à partir du point de piqûre !

Notre avis

Pas de doute : c'est une méthode qui peut se vanter à juste titre d'être au cœur de la cellulite ! Attention : possibilités d'allergie aux produits injectés, de choc allergique et d'hématomes par traumatismes des vaisseaux !

Après tout ça, si le cœur vous en dit, bon courage : vous mériterez la Légion d'honneur !

Le Cellu-M6®

Il est pratiqué par les kinésithérapeutes. La tête du Cellu-M6® est équipée d'une chambre d'aspiration et de deux rouleaux motorisés. Il soulève la peau en profondeur, puis la roule sur elle-même à une vitesse et à un rythme déterminés. Guidé par le masseur, l'appareil répète son mouvement, régulièrement et inlassablement.

La technique propose de nombreuses variations de palper-rouler, du plus doux au plus appuyé, pour s'adapter au mieux à votre problème. Mais c'est un massage répétitif et impersonnel qui doit être pratiqué par un expert ayant une bonne connaissance de la machine en ayant suivi une formation complète.

Notre avis

Prévoyez 10 séances rapprochées et 1 par mois en entretien. Le Cellu-M6® donne parfois quelques résultats sur l'aspect de la cellulite et c'est un bon moyen de vider votre portefeuille !

La thermoplastie

La technique est dérivée d'un brevet déposé par le CNRS. Elle permet d'augmenter la température interne du corps, de façon instantanée, sans piquer la peau, via une émission d'ondes radio à haute fréquence. L'objectif est que la membrane cellulaire se modifie et devienne perméable, laissant passer l'eau emprisonnée dans le tissu adipeux vers l'extérieur des cellules, et que la graisse soit évacuée par le système lymphatique.

Notre avis

Cette technique améliore la circulation locale veineuse et a une action très localisée. Les séances de 1/2 heure sont fort chères !

Les ultrasons

Des ultrasons bombardent les cellules graisseuses, en espérant une activation des échanges entre adipocytes et capillaires, favorisant éventuellement la fonte des graisses.

Notre avis

C'est une méthode simple et non agressive, sauf qu'elle est chère, que votre système nerveux risque d'être perturbé et que ses effets sont mal connus et aléatoires. Qui sait si vous ne vous mettrez pas à aboyer ?

La lipotomie

Il s'agit d'injecter un produit qui prépare les adipocytes à un traitement aux ultrasons ou à l'action d'un courant électrique pour faire éclater les cellules graisseuses.

Notre avis

La séance dure de 1 à 3 heures. Des œdèmes et des hématomes apparaissent après les séances, et il faut faire 4 séances espacées de 3 semaines. Ruineux !

La ionophorèse

Il s'agit de faire passer par voie transcutanée des médicaments dans le tissu adipeux à l'aide d'un courant galvanique. Un générateur envoie donc un courant par deux électrodes placées de part et d'autre de la zone cellulitique. La solution de produit actif est appliquée sur une petite éponge selon la polarité des électrodes.

Notre avis

Disons que le passage des produits à travers la peau est prouvé, à défaut de leur efficacité. La méthode est relativement simple et ne nécessite pas la présence d'un médecin, sauf que vous risquez quand même des brûlures au niveau des électrodes, des allergies aux produits ou des douleurs de forte intensité : la joie !

La cellulolipolyse, l'électrolyse, l'adypocytolyse...

Bla, bla, bla ! Autant de termes pseudo-scientifiques dont l'ambition est clairement annoncée puisque *lipolyse* veut dire « fonte de la graisse ».

On pique avec des aiguilles en général fort longues et très fines (aïe !) dans la masse graisseuse située sous la peau (en plein cœur de la cellulite) et l'on envoie un courant durant environ 1 heure.

Notre avis

Les séances sont coûteuses et les résultats très décevants. À réserver aux paresseuses franchement masochistes !

L'endermologie

Utilisée en France depuis une quinzaine d'années, elle a tout d'abord acquis ses lettres de noblesse en milieu médical pour assouplir des tissus cicatriciels. Grâce à une tête de traitement aspirante qui masse les régions concernées du corps, cet appareil prétend assouplir et lisser les tissus fibreux propres à la cellulite. Mais l'endermologie n'aspire pas la graisse et ne la brûle pas non plus. Disons qu'elle la prépare à être éliminée par l'activité physique et une alimentation équilibrée.

Notre avis

L'endermologie est une méthode chère qui donne peu de résultats esthétiques et qui réclame de 14 à 16 séances !

La lipodilution

La technique de la lipodilution repose sur un principe biologique de dilution. Elle doit être réalisée par un professionnel de la santé, assisté d'une infirmière diplomée d'État. Un sérum est injecté dans les zones à traiter. Sous l'effet de la pression osmotique, les cellules graisseuses et la cellulite subissent une hydratation intracellulaire pouvant atteindre 27 fois leur volume. Cette augmentation de volume fragilise la cellule au point qu'un traumatisme léger peut détruire la membrane. On utilise ensuite des ultrasons spécifiques puis des massages de type palper-rouler.

Notre avis

C'est une alternative à la liposuccion pour améliorer l'aspect « peau d'orange ». Attention ! elle peut aggraver un problème de circulation veineuse. L'intervention est douloureuse et exige le port d'une gaine de contention pendant plusieurs jours. Elle doit être pratiquée par un chirurgien spécialisé, sur une peau en bon état, capable de se retendre après l'intervention !

LES PETITS PLANS DANS LES GRANDS

- Bon plan n° 1 – **Évitez de prendre une décision pendant une période de déprime ou pour satisfaire un proche, ou encore pour « améliorer » une situation sociale ou amoureuse. Si parler à vos proches peut vous aider, n'oubliez pas qu'en dernier lieu la décision revient à vous seule.**
- Bon plan n° 2 – **Ne vous confiez pas au premier chirurgien venu ! Mieux vaut prendre l'avis de deux ou trois chirurgiens plasticiens. Ceux-ci doivent avoir un discours honnête sur les complications possibles et vous laisser un délai de réflexion suffisant (15 jours minimum, 1 mois c'est encore mieux). Attention au chirurgien soi-disant surbooké et qui vous rappelle peu de temps après la consultation, car une place « vient de se libérer » pour le lendemain !**
- Bon plan n° 3 – **Informez-vous le plus possible. Les déceptions après l'opération résultent très souvent d'un manque d'information préalable. Indépendamment des**

complications évoquées ou d'erreurs techniques qu'un praticien honnête sait reconnaître et prendre en charge, des risques de désaccord et de mécontentement peuvent survenir après coup. Soyez consciente que patients et chirurgiens n'ont pas toujours le même avis sur le degré de réussite d'une intervention.

Aux grands maux, les grands remèdes !

Vous espérez changer définitivement de silhouette : affiner votre taille, raffermir vos bras, aplatir ou lisser votre ventre, fuseler vos jambes ou gommer votre culotte de cheval ? Les interventions de chirurgie esthétique ne manquent pas, mais elles demandent une vraie et sérieuse réflexion. Il faut vraiment analyser la situation, vous donner le temps de peser le pour et le contre pour ne regretter ni votre choix ni votre investissement !

« ALLÔ ! UN CORPS DE RÊVE ? »

La SOFCPRE (Société française de chirurgie plastique reconstructrice et esthétique) n'est pas joignable directement. Vous pouvez aussi consulter le site Internet de son syndicat (*www.esthetique-chirurgie.org*) ou celui de la Société française des chirurgiens esthétiques plasticiens (*www.sofcep.org*), ou encore, pour vérifier la qualification « en chirurgie plastique et esthétique » d'un chirurgien, vous adresser au conseil de l'Ordre des médecins sur le site *www.ordmed.org*.

La lipoaspiration

La lipoaspiration est également appelée « liposculpture », « liposuccion », « lipoaspiration superficielle », « liposculpture superficielle », « lipo-jet », « micro-liposculpture »... Tous ces termes, parfois inventés pour des raisons plus commerciales que médicales, englobent en fait la même technique. La seule différence dépend du chirurgien qui décidera de procéder à un acte plus superficiel, c'est-à-dire près de la peau, ou plus en profondeur, traitant plutôt les masses graisseuses.

La lipoaspiration à la loupe

Sous anesthésie générale ou locale (l'anesthésie locale est limitée à des actes courts sur de petites surfaces), le chirurgien pratique des mouvements de va-et-vient de la canule. Après la fermeture des différentes voies, un pansement compressif est mis en place et vous devez porter un panty jour et nuit pendant 3 semaines.

Les conséquences opératoires : des douleurs faibles de type courbatures ou contusions, associées à un œdème et à des ecchymoses post-traumatiques. Vous sortez le plus souvent le lendemain de l'intervention avec pour obligation de revenir 10 jours après pour une consultation de contrôle. Le résultat définitif se dessine après 4 mois, temps nécessaire à la rétraction de la peau, à la cicatrisation des tissus graisseux qui vous restent et à la disparition totale de l'œdème postopératoire.

Notre avis

Est-ce que la lipoaspiration est faite pour vous ? C'est vraiment une décision tout à fait personnelle et de dernier recours. Souvenez-vous qu'avant de vous précipiter sur la chirurgie, vous devez vous donner les moyens de réduire votre cellulite en mangeant correctement et en faisant du sport !

Quand la graisse localisée est importante – culotte de cheval, petit ventre, présence de graisse à l'intérieur des cuisses ou « banane bag » (la grosse couche de graisse qui est en haut de la cuisse) –, la chirurgie anti-capitons apporte une solution aux amas graisseux localisés et permet une amélioration importante de l'esthétique de la silhouette. Si l'effet de la lipoaspiration est durable, il n'est pas complètement définitif. En effet, si vous regrossissez trop, de nouveaux adipocytes peuvent se développer, se charger en graisse et « récidiver » !

N'oubliez pas que, dans tous les cas de figure, la chirurgie esthétique n'est pas une chirurgie de l'amaigrissement mais de la silhouette. Il faut que vous régliez vos problèmes de poids avant l'acte chirurgical (on préconise une perte de 50 à 75 % du surpoids avant la liposuccion). De plus, la technique concerne des paresseuses jeunes à peau tonique présentant des bourrelets localisés. Si vous êtes plus âgée, que vous avez eu des enfants et que votre peau est relâchée ou vergeturée, la liposuccion est toujours possible, mais elle peut donner des résultats esthétiques insuffisants. En effet, la peau doit être de bonne qualité pour se retendre au risque de prendre un aspect de tôle ondulée. De plus, la peau d'orange restera souvent visible dans la mesure où l'aspiration, pour ne pas créer de traumatisme important de la peau, doit rester profonde.

La lipoaspiration donne des résultats très satisfaisants, mais il s'agit d'une intervention chirurgicale lourde. C'est pourquoi vous devez bien envisager les risques et les bénéfices avant de prendre une décision.

COCORICO !

C'est un médecin français, Guy Illouz, qui a mis au point la première version de lipoaspiration en 1977, à l'aide de canules qui, avec le temps, ont heureusement vu leur diamètre diminuer de plus en plus (de 1 cm à quelques millimètres).

La chirurgie anti-capitons au cas par cas

Vous avez décidé de sauter le pas ? de terrasser la bête ? Voici ce qui est possible et ce qui vous attend :

Vous voulez vous débarrasser de votre culotte de cheval

Vous pouvez remodeler et lisser vos jambes à condition que les volumes qui alourdissent leur ligne soient localisés.

L'opération

Une fois les problèmes veineux et/ou lymphatiques éliminés (c'est le rôle du phlébologue), le chirurgien évalue la qualité de la peau et détermine la quantité de graisse à aspirer (dans certains cas, une échographie est nécessaire). L'intervention est pratiquée au bloc opératoire sous péridurale (les suites sont plus faciles) ou sous anesthésie générale.

Les suites opératoires

Vous avez un œdème pendant 3 semaines et parfois des bleus jusqu'à 6 mois dans la partie inférieure des jambes. Vous devez porter un panty ou un collant de contention pendant 1 mois et vous risquez de ressentir des douleurs en position assise ou au toucher. Des séances de drainage lymphatique, 3 à 4 semaines après l'intervention, vous aideront à résorber un éventuel œdème.

Le résultat

Il est visible après 6 mois pour la culotte de cheval et l'on constate généralement une amélioration des problèmes veineux. Les risques sont ceux propres à toute chirurgie ou tout simplement un résultat décevant (il faudra alors attendre 6 mois pour pouvoir pratiquer des « retouches »).

Vous voulez perdre votre ventre

Sachez que la plastie abdominale est l'intervention de chirurgie esthétique la plus lourde. Le chirurgien choisira la technique qui convient à votre cas parmi les différents types de « liftings du ventre » : la plastie traditionnelle, qui enlève l'excès de peau et de graisse et « recoud » les muscles distendus ; la mini-abdominoplastie, qui consiste à tirer la peau en excès sous le nombril, le long du pubis ; et enfin la lipoaspiration, qui combine l'une ou l'autre. Son choix dépendra de l'état de votre ventre, de la qualité de votre peau, de votre âge, du nombre de grossesses et de vos antécédents. L'objectif est de diminuer l'épaisseur du panicule graisseux abdominal sous-ombilical, de retendre la peau, de resserrer les muscles si nécessaire (il existe souvent un écartement des muscles grands droits de l'abdomen après une grossesse). L'intervention peut associer une liposuccion de la paroi abdominale, son but étant toujours d'améliorer la silhouette, mais ce n'est pas une opération qui vise l'amaigrissement.

Vous devez obtenir du chirurgien une description précise du résultat, connaître la place et la longueur des cicatrices, savoir si votre ventre sera retendu au-dessus et au-dessous du nombril, et si l'intervention corrigera la distension des muscles abdominaux.

La lipoaspiration suffit à réduire le petit bedon d'une femme jeune et mince à la peau tonique, mais peut aussi améliorer un ventre un peu plus relâché. La mini-abdominoplastie traite, quant à elle, essentiellement la partie sous-ombilicale. Cette chirurgie concerne principalement les paresseuses qui ont un excès de peau modéré (plus l'excédent de peau est important, plus l'intervention est délicate) et qui sont prêtes à travailler leurs abdos régulièrement, c'est-à-dire toute leur vie !

L'opération

Elle est pratiquée sous anesthésie générale. En plus d'une cicatrice circulaire péri-ombilicale et/ou horizontale sus-pubienne, certains chirurgiens, selon la quantité de peau et de graisse à enlever, peuvent rajouter une cicatrice verticale qui va du pubis à l'ombilic. L'opération dure entre 1 h 30 et 2 heures, l'hospitalisation est de l'ordre de 5 à 7 jours, et un arrêt de travail de 1 mois est nécessaire pour les plasties importantes qui sont prises en charge par la Sécurité sociale.

Les suites opératoires

Vous pouvez éprouver des douleurs dès que vos abdominaux sont sollicités. Des piqûres d'anticoagulants pendant 1 semaine environ sont nécessaires pour prévenir les risques de phlébite. Vous portez un pansement sur la cicatrice et un collant de contention pendant 15 jours, une gaine pendant 1 mois. La cicatrice est en général horizontale, d'une hanche à l'autre, mais elle peut parfois être verticale pour supprimer les vergetures situées sous le nombril.

Le résultat

Le résultat morphologique est atteint au bout de 3 à 6 mois. Les cicatrices peuvent être rouges et dures pendant plus de 1 an. La sensibilité de la paroi abdominale récupère progressivement suite à la repousse nerveuse et à la cicatrisation des zones de décollement. La chirurgie abdominale autorise une nouvelle grossesse, mais pas avant 2 ans. Il existe des risques : une phlébite, une embolie pulmonaire, des épanchements lymphatiques, qui durent parfois de 1 à 2 mois et nécessitent des ponctions quotidiennes.

Comptez 2 à 4 semaines d'arrêt de travail et évitez le sport pendant 2 mois.

Vous voulez affiner votre taille

Vous pouvez le faire par lipoaspiration des hanches et/ou du ventre : le chirurgien précisera les zones à aspirer et le résultat possible. Il faut avoir une peau élastique et tonique, qui se rétractera bien, une surcharge graisseuse vraiment localisée – par exemple, des « poignées d'amour » – et un poids de forme stable.

L'opération

Au bloc opératoire, sous neuroleptanalgésie ou sous anesthésie générale, en ambulatoire (vous sortez le jour même) ou avec 24 heures d'hospitalisation, selon le volume de graisse et l'importance des zones aspirées.

Les suites opératoires

Des œdèmes, des bleus et un inconfort prononcé pendant 1 bonne semaine. Vous devez impérativement porter un panty durant 1 mois. Comptez 4 à 6 jours d'arrêt de travail et pas de sport pendant 1 mois (oh, la bonne nouvelle !).

Le résultat

Visible 3 à 6 mois après l'intervention et définitif au bout de 1 an. Les risques sont toujours les mêmes : phlébite ou embolie pulmonaire et, quelle que soit la zone opérée, un résultat insuffisant ou asymétrique. Une correction peut être envisagée, mais pas avant 6 mois pour que la peau ait le temps de bien se rétracter.

Vous voulez raffermir vos bras

Il est vrai qu'ils sont, avec l'intérieur des cuisses, l'une des cibles de choix pour le relâchement et la cellulite. Mais il n'est pas facile de rendre une ligne jeune à des bras ramollos. Le chirurgien déterminera l'intérêt d'une lipoaspiration ou d'un lifting des bras (à partir de 55 ans) – une intervention rare qui laisse une cicatrice du coude à l'aisselle, qui peut s'élargir par la suite !

L'opération

Au bloc opératoire, sous neuroleptanalgésie.

Les suites opératoires

Vous aurez des bleus pendant quelques semaines et une gêne dans les mouvements pendant 10 jours.

Le résultat

Il est visible au bout de 6 mois après une lipoaspiration et immédiat après un lifting. Les risques ? Un résultat décevant et l'élargissement de la cicatrice.

À VOTRE CHARGE

Les actes de chirurgie esthétique évoqués précédemment ne donnent pas lieu à un remboursement de la Sécurité sociale, même partiel (sauf le lifting du ventre pour raisons médicales). De même, aucun arrêt de travail ne vous sera prescrit par votre chirurgien, mais suivant l'intervention subie et votre profession, vous devrez prévoir de 2 à 15 jours de repos... pris sur vos congés.

20 FAÇONS D'ÉLIMINER SANS MERCI SA CELLULITE

1. Adoptez le bon rythme

Il n'y a pas de mal à se faire du bien ! Faites-vous masser 1 fois par mois ou, mieux encore, toutes les semaines si vous en avez les moyens. N'hésitez surtout pas si vous traversez une épreuve ou une période de stress ou lors d'une grosse fatigue (évitez en revanche si vous êtes fiévreuse).

2. Ayez le bon feeling

Soyez attentive au « feeling » que vous ressentez à l'égard du praticien qui vous masse : c'est aussi important que sa technique. Un bon massage peut se faire dans un endroit simple mais propre, le luxe n'étant qu'une option agréable. En revanche, les gestes ou les paroles qui mettent mal à l'aise sont rédhibitoires !

3. Lâchez prise

C'est la clé d'un soin ou d'un massage réussi. Concentrez-vous sur les mains qui vous massent et sur vos sensations physiques. Il n'est pas toujours facile de se détendre d'emblée, mais plus vous vous ferez masser, plus vous en tirerez des bénéfices et serez capable de vous relaxer.

4. Insistez !

Utilisez une crème au lieu d'un gel pour vous automasser, tout simplement parce qu'une crème exige un massage plus long pour bien pénétrer. Massez-vous en partant des pieds, avec des mouvements circulaires, en remontant vers le cœur, toujours dans le sens des aiguilles d'une montre.

5. Visualisez

Massez vos rondeurs avec affection ! Pour permettre à votre inconscient d'imprimer un nouveau schéma corporel. En passant les mains autour de votre taille, sculptez-la en imaginant qu'elle est fine et que votre ventre est plat. Les rondeurs excessives génèrent un flou aussi bien physique que psychologique. En visualisant votre nouveau look, vous aurez plus de chances qu'il devienne réalité !

6. Ne vous faites pas d'illusions !

La lipoaspiration n'est pas un traitement de l'obésité ! Même s'il est parfaitement possible d'aspirer de la graisse sur différentes zones du corps, le chirurgien ne peut pas retirer sans risque plus de 4 litres de graisse au cours d'une même opération.

7. Décompressez !

Souvenez-vous que le stress fait enfler ! Donc, si vous êtes du genre nerveux, angoissé ou chroniquement stressé, offrez-vous un massage relaxant et/ou pratiquez une discipline (yoga, tai-chi, etc.) qui vous apprendra à rester zen en toutes circonstances !

8. Ne prenez pas l'esthétique pour du pipeau

La chirurgie esthétique est un acte médical à part entière. Demandez donc l'avis de votre médecin.

9. Gardez le moral !

Hormis la chirurgie esthétique, radicale contre les surplus graisseux, la plupart des méthodes anti-cellulite ne garantissent pas, loin de là, l'élimination de votre cellulite pour l'éternité ! En la matière, rappelez-vous que rien ne vaut de bonnes séances d'exercice physique (comme la natation ou l'aquagym) et une hygiène alimentaire irréprochable (enfin, autant que faire se peut !).

10. Essayez la thalasso

Les cures anti-cellulite en thalassothérapie comportent un mélange de plusieurs thérapies performantes, de la pressothérapie à la frigothérapie, en passant par les douches à affusion. La thalasso est, de plus, un bon moyen de modifier son hygiène de vie, particulièrement ses mauvaises habitudes alimentaires.

11. Optimisez

Si vous voulez faire bon usage de vos crèmes, gels, produits et huiles dits « amincissants », appliquez-les après la douche, après avoir fait un gommage ou encore après un sauna ou un hammam, lorsque les pores de votre peau sont bien dilatés.

N'oubliez pas non plus de respecter les notices d'utilisation car il est inutile de doubler la dose recommandée !

12. Gommez

1 ou 2 fois par semaine, effectuez un gommage corporel avec un produit adapté, pour vous débarrasser des cellules mortes et rendre votre épiderme plus réceptif au produit. Ensuite rincez-vous, puis massez-vous soit avec un produit amincissant, raffermissant, hydratant, anti-capitons, etc., soit avec une préparation à base d'huile essentielle.

13. Massez-vous à la bonne température

Pas la peine de vous automasser en étant tétanisée par le froid ! Il faut que votre salle de bains soit à la bonne température et dans l'idéal que vous vous massiez assise pour que vos muscles soient au repos. Toutefois, si vous préférez être debout, appuyez votre jambe sur le rebord de la baignoire pour éviter les contractures musculaires. Et dans tous les cas, respirez !

14. Soyez régulière !

Si vous voulez que votre massage ait un quelconque effet sur votre cellulite, prenez l'habitude de vous masser au moins un jour sur deux, en alternant une application de crème spécifique et un mélange d'huiles essentielles. Vous deviendrez accro de vos 15 petites minutes d'automassage avant même de vous en rendre compte !

15. Transpirez !

Le sauna (chaleur sèche) ou le hammam (chaleur humide) vous font transpirer ? Tant mieux ! Votre organisme luttant contre la chaleur, votre respiration est plus rapide, vos vaisseaux se dilatent et votre corps consomme une quantité d'énergie non négligeable puisqu'elle correspond à une marche soutenue !

16. Décodez les étiquettes

Une crème « minceur » doit contenir une concentration maximale en « principes actifs » pour être vraiment efficace. Plus une crème est concentrée, plus les actifs traverseront la membrane de la peau et plus son prix sera justifié !

17. Protégez vos veines...

... avec des vitamines. Les parois des veines sont très sensibles aux radicaux libres, ces molécules d'oxygène agressives et toxiques qui proviennent des déchets des tissus. Certaines vitamines, comme la C (orange, pamplemousse, citron, et surtout kiwi) et la E (dans les huiles végétales), ainsi que les flavonoïdes (tanins du vin rouge) sont des antioxydants qui luttent contre les radicaux libres. Ils améliorent votre circulation et protègent les parois de vos artères.

18. Sautez le pas !

Soigner votre peau, l'hydrater, vous faire masser, utiliser des crèmes, partir en thalassothérapie, retrouver votre énergie, tout cela demande un « petit » effort de volonté quelque peu contraire à votre nature de paresseuse. Mais comme on dit : « On n'a rien sans rien », « Quand on veut, on peut », « À cœur vaillant rien d'impossible », « La valeur n'attend pas le nombre des années », ou encore « C'est le premier pas qui compte » !

19. Soyez fière de vous

Vous méritez du respect, puisque statistiquement 75 % des paresseuses rêvent mais ne font rien de concret pour améliorer leur ligne ! Donc, le moindre petit effort de votre part peut déjà être considéré comme une belle réussite !

20. Mais soyez réaliste

Quel que soit le traitement que vous choisissez (produits, massages, chirurgie...) pour combattre votre cellulite d'arrache-pied, vous n'obtiendrez de résultat que si votre organisme est en demande énergétique. Ce qui donne en langage de paresseuse : si vous ne dépassez pas vos besoins caloriques en faisant des orgies de nourriture et si vous brûlez votre graisse en vous bougeant !

chapitre 6

Comment faire capituler à jamais les capitons

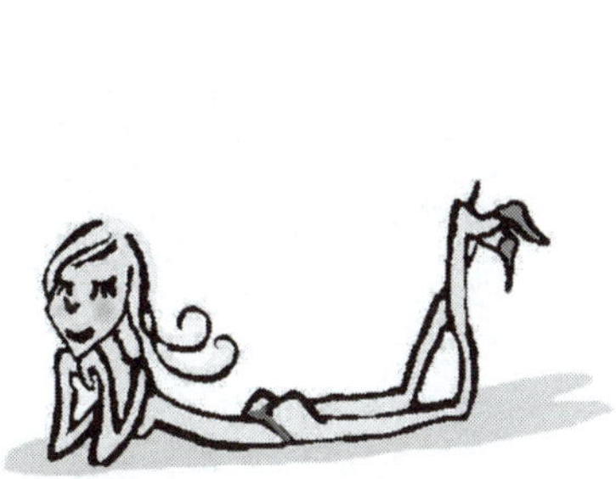

Prête à entamer le combat final ?

Il est temps de peaufiner votre stratégie. Vous êtes presque arrivée au terme de ce livre (si vous ne l'avez pas lu trop paresseusement) et vous vous dites que vous allez vous y mettre, que c'est à votre portée, que... « Boostée » par toutes ces bonnes intentions, nul doute que vous aurez plus de chances de réussir. Mais ne vendez pas la peau de l'ours (ou de la cellulite) avant de l'avoir tué(e). La cellulite a la peau dure, très dure même, et elle aurait tendance à être chronique. Essayer de s'en débarrasser est donc un combat à vie – autant le dire tout de suite. Alors, pour vous assurer des lendemains qui chantent, restez vigilante et ne baissez jamais votre garde !

Cellulite, poids et moral : le trio de choc

Une paresseuse qui veut garder une belle silhouette et rester svelte se doit d'avoir un comportement et une psychologie adaptés à ses objectifs. Certes, vous savez déjà ce qu'il faut faire pour perdre de la graisse : manger moins et brûler des calories. Vous avez d'ailleurs déjà fait des régimes et réussi à maigrir ; mais êtes-vous bien certaine que vous allez pouvoir vous débarrasser de votre culotte de cheval *ad vitam æternam* et rentrer aussi facilement dans votre jean l'année prochaine ? La vérité est que rester mince, ne pas s'empâter au fil des ans et surtout contrôler sa cellulite sont des combats de longue haleine. Il va falloir (merci, Dr Freud) gérer vos émotions, vos sentiments, vos pensées et vos mauvaises habitudes de paresseuse avant de clamer victoire.

Le mental au fond de l'assiette

Y a-t-il un rapport entre vos émotions et votre cellulite ? Absolument ! La graisse induite par l'excès de calories fait souvent fonction de modérateur, de tampon, de moyen de défense pour pallier les difficultés psychologiques. De manière plus symbolique, elle protège des autres, évite d'avoir à affronter des pensées déplaisantes et des émotions auxquelles on ne parvient pas à faire face. On appesantit son corps pour ne pas avoir à s'appesantir sur ses échecs amoureux et professionnels, son angoisse du lendemain, sa culpabilité, sa colère, sa haine, ses rancœurs, ses frustrations et ses insatisfactions de tous ordres !

Et il ne s'agit pas de cas particuliers ou pathologiques, comme vous pourriez le penser. Nombreuses sont celles qui se servent de la nourriture comme d'une consolation, sans même en avoir conscience. Ne vous êtes-vous jamais dit : « Je l'aurais bouffé », « J'ai ravalé ma haine », « Ça m'est resté sur l'estomac » ou encore « Ça me gonfle » ? À n'en pas douter, vous demander ce qui vous passe par la tête lorsque vous vous trouvez dans certaines situations pourrait vous éviter pas mal de petits amas graisseux. Pour savoir à quelle sauce la cellulite va vous manger, faites donc un petit bilan sur vos comportements alimentaires :

- ☐ Vous mangez dans les moments où vous craignez de faire un malaise si vous n'êtes pas rassasiée immédiatement.
- ☐ Vous avez besoin de manger pour parvenir à vous concentrer et à travailler.
- ☐ Vous mangez pour faire face à une contrariété.
- ☐ Vous mangez en cas d'émotions fortes (positives ou négatives).
- ☐ Vous mangez pour lutter contre votre anxiété ou une sensation de malaise général.

- ☐ Vous mangez dans les moments d'ennui, de vide intérieur.
- ☐ Vous mangez quand vous ressentez un sentiment d'insatisfaction.
- ☐ Vous mangez pour vous punir.
- ☐ Vous mangez pour faire plaisir, ne pas peiner quelqu'un, faire comme tout le monde à table.
- ☐ Vous mangez par révolte, lorsque vous subissez trop de contraintes.
- ☐ Vous mangez pour vous opposer à quelqu'un (conjoint, parent, médecin) qui voudrait vous faire maigrir et qui surveille ce que vous mangez.

Si vous vous reconnaissez dans une ou deux de ces situations, c'est la preuve que vos prises alimentaires sont directement liées à vos émotions – dans le cas contraire, seriez-vous une vraie paresseuse ? Quand vous êtes sur le point de succomber, prenez du recul et demandez-vous dans quel état émotionnel vous êtes réellement et pourquoi.

Repérez vos frustrations

Souvent les mêmes causes ont les mêmes effets. De la même façon, certaines situations ou certaines personnes peuvent vous saborder. Sachez les identifier.

Identifiez vos pensées négatives

La façon dont vous vous percevez affecte fortement votre ligne ! Ne refoulez pas vos pensées négatives, ne réfrénez pas vos capacités, votre séduction et vos valeurs de femme.

Tenez un journal

Notez ce que vous mangez et aussi ce que vous ressentez. Non seulement pour changer vos habitudes (les petits grignotages, ça compte), mais aussi pour identifier les frustrations dont vous êtes victime au quotidien.

Prenez votre temps

Arrêtez de vouloir tout faire trop vite. Se nourrir est une activité que vous devez prendre le temps d'apprécier, en mâchant bien votre nourriture et en posant votre fourchette entre chaque bouchée.

Ne vous affamez pas

Être attentive à vos sensations de faim et de satiété, c'est essentiel. N'attendez pas d'avoir une faim de loup, soyez toujours « modérément » affamée et rassasiée (voir l'échelle de la faim, p. 276).

Affûtez vos armes

Certaines situations demandent de la vigilance. Entraînez-vous à dire « non » aux sollicitations de votre entourage : vous aurez plus de chances de survivre aux fêtes, anniversaires et autres agapes.

Repérez vos faiblesses

Vous avez envie de tout dévorer ? Cela passera ! Donnez-vous au moins 5 minutes avant de succomber et occupez-vous pendant ce temps-là. Vous verrez que le mental est incroyablement plus fort qu'il n'y paraît.

Détendez-vous

Quand la coupe est pleine, elle l'est au vrai sens du terme. Accordez-vous 10 minutes par jour rien que pour vous, histoire de prendre des vacances... dans votre tête !

Accordez-vous des petits plaisirs

Vous avez vaincu vos démons ? Vous avez brisé un cercle vicieux ? N'hésitez surtout pas à célébrer vos victoires : pas avec une bonne grosse part de gâteau au chocolat (quoique !), mais avec un concert, un bon film, une petite jupe...

Pour que vos excès n'aillent pas directement se loger dans vos cuisses

Vous avez encore craqué ? Ce n'est pas grave : vous n'allez tout de même pas vous priver de sortir, de dîner chez des amis ou mettre des lunettes de soleil à chaque fois que vous croisez cet éclair au chocolat seulement en vitrine ! Vous allez plutôt compenser en mettant en place des systèmes de « rattrapage » pour pallier vos petits « dérapages » gastronomiques.

Ne vous privez pas...

... de tout. Prévoyez plutôt de « rembourser » l'écart que vous venez de faire sur le repas suivant. Il suffit de remplacer un ou plusieurs repas par 2 œufs durs pour couper votre appétit et de manger 1 yaourt à 0 % de MG sans sucre, des crudités sans huile ou des légumes verts à l'eau en quantité suffisante pour vous sentir rassasiée.

Soyez à l'affût de vos sensations

Vous avez fait la fête ? Pas de problème : votre corps va se réguler tout seul et vous n'aurez sans doute pas bien faim au repas suivant ou le lendemain. Ne vous forcez pas à manger par principe ! Buvez beaucoup d'eau et faites éventuellement un repas léger si vous en ressentez le besoin (potage, yaourts et fruits ou salade verte et jambon).

Permettez-vous quelques écarts...

... mais compensez au cours du même repas. Savourez de succulentes profiteroles après un repas très léger, ne consommez pas de pain lorsque vous mangez un plat de pâtes ou transformez une assiette de charcuteries en plat principal.

L'ÉCHELLE DE LA FAIM

Voici un petit truc très pratique qui peut vous être fort utile pour repérer et prendre conscience de vos sensations de faim. Plus besoin de compter les calories ou de vous préoccuper des portions. Si vous souhaitez rester mince, ne dépassez pas le n° 5 (voire le n° 6) de « l'échelle ». Posez votre fourchette et attendez gentiment le repas suivant.

1 – Vous êtes sur le point de défaillir et vous vous demandez pourquoi.
2 – Vous êtes irritable et incapable de vous concentrer : vous commencez à avoir faim !
3 – Votre estomac gargouille : vous avez vraiment faim !
4 – Vous avez l'estomac dans les talons. Vous devez passer à table au risque de dévorer tout ce qui vous tombe sous la main !
5 – Votre faim a été satisfaite. Vous pourriez manger un peu plus, certes, mais vous n'allez pas le faire !
6 – Vous êtes vraiment rassasiée : que demander de plus ?
7 – Vous avez le ventre trop plein : c'est inconfortable !
8 – Vous n'en pouvez plus ! Vous avez mangé plus que de coutume et vous vous sentez ballonnée !
9 – Trop c'est trop ! Vous avez mangé au-delà du raisonnable !
10 – Honteux : vous vous êtes tellement gavée que vous en avez des nausées !

Offrez-vous un mental plus sain grâce à la cure détox

Éliminer les toxines pour purifier son corps et sa peau : l'idée est séduisante ! De la même manière que l'on vidange sa voiture (O.K. ! ce n'est pas très glamour), nettoyer son corps de l'intérieur devrait être une habitude à prendre, notamment aux changements de saison.

Remettre tous les compteurs à zéro serait illusoire, mais une petite cure de détoxication vous permettra d'accorder un peu de repos à votre organisme surchargé, d'avoir plus d'énergie, d'améliorer votre circulation sanguine et de retrouver un teint de bébé... Et puis, faire une cure « détox » est l'occasion rêvée de prendre soin de soi, de surveiller son alimentation, de se détendre, de se coucher plus tôt, bref : d'adopter un mode de vie plus équilibré.

Une seule journée

À faire de temps en temps :

- **Petit déjeuner :** 1 tasse d'infusion de queues de cerises, 1 yaourt à 0 % de MG, 1 ou 2 tranches de pain au levain avec un peu de miel.
- **Déjeuner :** concombre, brocolis et sole grillée + 1 fruit au choix.
- **Collation :** tisane non sucrée à volonté et 1 fruit au choix.
- **Dîner :** soupe de légumes frais + 1 fromage blanc à 0 % de MG et 1 compote de pommes sans sucre ajouté.

Le temps d'un week-end

Si vous avez fait des excès alimentaires, si vos nuits sont courtes et/ou si vous êtes stressée et fatiguée, offrez-vous un week-end de détente et ne pensez qu'à votre bien-être. C'est une cure stricte mais courte (2 jours seulement), avec un régime alimentaire restrictif :

- beaucoup d'eau ;
- du miel ou de la gelée royale ;
- des tisanes au citron ;
- des légumes et des fruits ;
- des aliments riches en fibres (légumes verts, céréales et légumineuses).

L'avantage de la cure, c'est qu'elle vous oblige à vous reposer ; en mangeant peu, vous n'aurez pas une énergie débordante. Dès le vendredi soir, plongez-vous dans un bain aux vertus relaxantes, et profitez du week-end pour soigner votre peau (hydratation, massages, gommages)... En un mot, chouchoutez-vous !

Pendant 2 à 3 semaines

Ajoutez des boissons, tisanes ou sirops à base d'écorce de bouleau, de sureau, de thé vert, de queues de cerises (voir plus loin) à une alimentation normale mais légère et riche en fibres (20 g de fibres par jour serait l'idéal). Ces boissons contiennent des principes actifs diurétiques qui vous seront bénéfiques si vous souffrez de rétention d'eau. Quant aux fibres (voir chap. 3), elles stimulent le travail intestinal.

LES PETITS PLANS DANS LES GRANDS

- Bon plan n° 1 – Yoga, sophrologie, tai-chi, acupuncture... Il existe de nombreuses façons de gérer ses tensions intérieures. Trouvez celle qui vous convient !
- Bon plan n° 2 – Respirez par le diaphragme. Dès que vous vous sentez tendue ou angoissée, allongez-vous sur le dos, posez une main sur le bas de votre ventre et gonflez-le en inspirant par le nez. Expirez ensuite tout l'air de vos poumons en soufflant fort et recommencez jusqu'à ce que vous soyez détendue.
- Bon plan n° 3 – L'ennui ou le stress vous entraînent bien malgré vous vers les placards de la cuisine ? Sortez ! Allez promener le chien, passez chez une copine, ou faites-vous un ciné... Bref, changez-vous *illico* les idées et votre envie passera.

Les plantes du bonheur

Une cure « détox » par les plantes, c'est bien, à condition de ne pas jouer les apprenties herboristes en vous jetant sur les plantes du balcon, ni d'engouffrer tout ce qui est labellisé champêtre, à n'importe quelles doses ! Au mieux, votre cure fera un peu de mal à votre porte-monnaie ; au pire, vous fatiguerez vos reins et intoxiquerez votre organisme. Renseignez-vous donc bien auprès de votre pharmacien ou de votre herboriste.

Pour brûler les graisses

Le guarana

Cette graine d'Amazonie est le végétal le plus riche en caféine. Conséquence : elle favorise la combustion des graisses, d'autant que sont aussi libérées en masse des catécholamines – neurotransmetteurs intervenant dans le déstockage des lipides –, dont l'adrénaline qui permet d'éviter la fatigue.

Pour stimuler votre organisme et couper la faim

Le fucus

L'iode contenu dans cette algue active les échanges entre les cellules, favorisant ainsi l'élimination des toxines. Le fucus dope aussi le métabolisme en stimulant doucement la thyroïde. C'est également un mucilage (au contact de l'eau, la poudre de fucus se transforme en gel et gonfle dans l'estomac) – ce qui procure un effet « coupe-faim » et « booste » le transit intestinal.

Pour retrouver un ventre plat

Le charbon végétal

Le charbon végétal absorbe les gaz. Il est obtenu par carbonisation de coques de noix de coco. Parfaitement toléré dans le tube digestif, il a la capacité d'absorber, c'est-à-dire de fixer sur sa surface diverses substances, tels les bactéries, les toxines et les gaz. Il est bénéfique pour traiter les petits problèmes fonctionnels du système digestif, comme les douleurs abdominales, les troubles du transit et les ballonnements. Le charbon végétal vous libère rapidement et efficacement des problèmes d'aérophagie, d'éructations et de gaz intestinaux désagréables !

Pour drainer et lutter contre la rétention d'eau

L'orthosiphon

L'orthosiphon est une plante qui vient de Java. Elle appartient à la famille du thym. Sa richesse en potassium et en flavonoïdes en fait un diurétique puissant qui détoxifie en éliminant l'urée et les chlorures, draine en profondeur l'eau infiltrée dans les tissus et résorbe l'œdème. Par son action drainante, elle favorise l'élimination des calculs biliaires et rénaux, et est utilisée pour prévenir les récidives de coliques néphrétiques.

Pour éliminer l'excès de sel dans l'organisme

La piloselle

La piloselle doit son nom d'« oreille-de-souris » à ses feuilles recouvertes de nombreux poils blancs. Cette petite herbe, abondante sur les rocailles et les prés d'altitude, est couramment utilisée pour fortifier la vue et guérir les blessures. Elle contient des flavonoïdes qui favorisent l'élimination rénale de l'eau (effet diurétique) mais aussi des sels minéraux retenus dans les tissus.

Les fruits et légumes indispensables

Les bienfaits des fruits et des légumes ne sont plus à démontrer. Certains vous aideront néanmoins plus que d'autres dans votre cure « détox ».

Les fruits amis

La pomme

C'est le fruit « détox » par excellence. Elle participe au bon fonctionnement de tous les organes qui font la chasse aux toxines. Comme la majeure partie de ses nutriments se logent sous la peau, mieux vaut la consommer sans la peler.

L'ananas

Contrairement à ce que l'on peut croire, il ne fait pas maigrir miraculeusement. Néanmoins, il facilite la digestion grâce à une de ses enzymes : la bromélaïne.

La cerise et le raisin

Diurétiques et légèrement laxatifs, ils aident à purifier l'organisme.

Les légumes complices

L'asperge, le chou, l'artichaut, l'épinard et le brocoli

Ce sont là d'excellents dépuratifs qui drainent le foie, les reins, les intestins et la peau.

Le pissenlit

Ses feuilles, connues pour leur puissant effet diurétique, sont délicieuses arrosées d'une vinaigrette chaude.

Le céleri

Dépuratif et diurétique, il facilite aussi la digestion. À déguster cru ou braisé, relevé d'une poignée de persil haché.

L'ail

Une plante magique pour la santé, mais pas vraiment glamour à cause de son odeur persistante pour l'haleine (vous pouvez toujours en manger en même temps que Jules !). L'ail soulage de nombreux maux, dont les problèmes digestifs.

Devenez chaque jour un peu plus légère

Le tout sans vous priver, mais pas à pas, en faisant de modestes progrès qui, avec le temps, vous permettront de vivre bien sans prendre de vilaines rondeurs. Voici quelques astuces toutes bêtes pour économiser jusqu'à 500 calories par repas !

Au petit déjeuner

Économisez 50 calories

Remplacez votre grand verre de jus d'orange par 1 orange entière.

En prime : plus de fibres.

Économisez 75 calories

Coupez vos cafés aromatisés et sucrés avec du café filtre.

En prime : moitié moins de calories !

Économisez 100 calories

Si vous rêvez d'œufs au bacon, remplacez plutôt ce dernier par 2 tranches de jambon maigre.

En prime : plus de protéines.

Économisez 125 calories

Dans votre omelette, mettez 1 œuf entier et 2 blancs d'œufs (riches en protéines).

En prime : moins de cholestérol et une impression de satiété.

Économisez 150 calories

Remplacez votre bol de yaourt et de céréales sucrées par des céréales riches en fibres.

En prime : moins de sucre et de calories.

Au déjeuner

Économisez 50 calories

Remplacez la mayonnaise de votre sandwich par un soupçon de moutarde de Dijon ou de Tabasco®.

En prime : plus de goût et moins de gras.

Économisez 75 calories

Au lieu d'utiliser de la vinaigrette allégée industrielle, coupez une vinaigrette classique avec de l'eau (moitié-moitié).

En prime : plus naturel et moins riche en sel.

Économisez 100 calories

Épaississez vos soupes en préférant le lait écrémé concentré à la crème fraîche.

En prime : aussi bon et moins riche.

Économisez 125 calories

Remplacez votre quart de baguette par 2 toasts de pain complet.

En prime : moins de calories et plus de fibres.

Économisez 150 calories

Adepte du fast-food ? Choisissez 1 hamburger ordinaire plutôt que 1 burger au poulet ou au poisson pané.

En prime : moins de calories ; ce type de nourriture doit rester exceptionnel dans votre alimentation.

Au dîner

Économisez 50 calories

Une rage de frites ? Optez pour 15 grosses frites à l'anglaise plutôt que 25 petites frites de fast-food.

En prime : moins gras – les frites fines contiennent environ 20 % de calories en plus car elles absorbent davantage d'huile que les frites épaisses.

Économisez 75 calories

À la place du riz, optez pour 125 ml de couscous cuit dans un bouillon de volaille ou de légumes.

En prime : un peu d'exotisme.

Économisez 100 calories

Remplacer le bœuf haché de vos lasagnes, chilis, etc. par du tofu !

En prime : autant de protéines et moins de calories.

Économisez 125 calories

Donnez plus de goût à vos légumes en les faisant sauter dans un peu de vin blanc à la place de l'huile (y compris l'huile d'olive).

En prime : bien moins de calories.

Économisez 150 calories

Rusez ! Remplacez la crème fraîche de vos sauces (par exemple, celle de la sauce Alfredo) par du fromage écrémé.

En prime : une sauce plus onctueuse sans être bourrée de calories.

Repensez votre rapport à la nourriture

Votre cerveau est malléable ; il saura vous écouter ! La cellulite ? Puisque l'on vous dit que c'est avant tout une question d'état d'esprit.

Quelques mauvaises habitudes et beaucoup de fausses idées

« Au point où j'en suis...

... autant me faire vraiment plaisir. Je commande un filet mignon... et pourquoi pas aussi des frites ? » Du calme, du calme : un plaisir à la fois ! Remplacez les frites par une salade et octroyez-vous 1 verre de vin. Vous pouvez parfaitement vous faire plaisir à condition de faire aussi des choix malins.

« Juste un ! »

Vous n'arrivez pas à vous arrêter quand vous plongez la main dans le paquet de gâteaux ou la boîte de chocolats ? Eh bien, ne commencez pas ! Un innocent gâteau peut se transformer en 600 calories si vous finissez le paquet ! Et tel qu'on vous connaît, vous le finirez...

« Il faut que je fasse quelque chose !...

... Il me trouve grosse. » Votre copain ou votre mari ? D'abord dites-lui de se regarder dans la glace et ensuite ne réagissez jamais à ce genre de remarque désobligeante. Ne comptez que sur vous-même pour résoudre vos problèmes et changer votre mode de vie.

« J'ai le temps de m'y mettre !...

... Après tout, les vacances d'été sont encore loin. » Grave erreur ! Si vous mangez trop maintenant, vous aurez plus de boulot après. 1 kg par-ci, 1 kg par-là, les bonnes et les mauvaise excuses, les fêtes... Méthode drastique : suspendez votre maillot de bain bien en vue dans votre salle de bains !

« Ce n'est pas ma faute !...

... Je n'y peux rien, je ne peux pas changer mes gènes : je suis née dans une famille de gros ! » La bonne excuse ! Si vous ne pouvez changer votre ADN, vous êtes néanmoins maîtresse de votre destin ! Au lieu de viser la taille 36, vous feriez mieux de vous préoccuper de votre santé. S'il y a des obèses dans votre famille et des maladies liées à l'obésité (diabète, hypertension, cholestérol, maladies cardiovasculaires), vous feriez bien de faire de l'exercice et de surveiller votre santé !

« Cela mérite bien une petite récompense !...

... Après avoir transpiré à la gym, je peux bien m'offrir un petit pain au chocolat ! » Eh bien non, car vous surestimez sans doute le nombre de calories brûlées ! Remplacez plutôt cette idée par « Mon corps mérite un traitement VIP » ! Faites-vous couler un bain moussant, achetez-vous une nouvelle paire de chaussures ou un bon livre !

« J'ai besoin d'un petit remontant ! »

Laissez tomber la barre chocolatée en plein milieu de l'après-midi. Elle n'a pas une valeur nutritionnelle extraordinaire et va jouer les Yo-Yo avec votre insuline. Programmez-vous donc 1 snack ou un mini-repas avant de défaillir, avec suffisamment de protéines et de sucres complexes pour tenir jusqu'au dîner : yaourt et fromage maigres + œuf dur, par exemple.

« Ça a l'air tellement bon !...

... Je vais goûter un peu de tout ! » Surtout pas ! Limitez-vous à deux ou trois catégories d'aliments au lieu de vous jeter la tête la première sur le buffet.

« J'y suis arrivée !...

... Mes 3 kg se sont envolés ! À présent, je peux m'accorder un petit plaisir. » Mauvaise idée ! Car la seule façon de rester mince est de changer de façon permanente son rapport à la nourriture. Et, au fait, c'était quand la dernière fois que vous avez fait du sport ?

« C'est pas normal !...

... Je ne décolle pas d'un poil et pourtant je ne mange que des salades ! » Révisez vos classiques ! Une salade qui baigne dans l'huile est aussi calorique qu'un bœuf bourguignon !

Ce n'est pas poli...

... de refuser pour la énième fois les lasagnes de Belle-Maman ? Votre corps mérite un peu de respect ! Il est difficile de dire « non », mais il existe plein d'autres façons de montrer votre gratitude !

« C'est pas la mort !...

... Quel est le problème ? Cela fait du bien de manger une bonne grosse glace au chocolat ! » Normal : un bon apport de sucre et de sérotonine donne un coup de fouet ! Vous vous sentez bien sur le coup, mais, fort heureusement, d'autres choses procurent les mêmes effets... sans les calories : le sport, le sexe, les sucres complexes... bref, tout ce qui élève le niveau de sérotonine – sans provoquer un drame en montant sur la balance !

Quelques bons plans (de paresseuse) sans même lever le petit doigt

Ou presque !

Buvez de l'eau, encore de l'eau, toujours de l'eau

Au moins 2 litres par jour, mais uniquement entre les repas (la meilleure façon de ne plus boire en mangeant consiste à ne plus mettre de verre à table). L'eau est un excellent diurétique naturel qui permet de drainer votre organisme et de bien éliminer les déchets métaboliques dont l'accumulation joue un rôle déterminant dans les prises de poids intempestives.

Multipliez les repas

Primo, pour éviter de vous retrouver avec un petit creux fatal, source d'écarts. *Secundo*, pour maintenir votre corps dans une phase de combustion. Vous pouvez planifier 5 repas : le petit déjeuner à 7 h, une collation à 10 h, le déjeuner à 13 h, un goûter à 16 h et le dîner vers 19 h. Et n'oubliez pas que plus on arrête de manger tôt dans la journée, moins le corps stocke de calories.

Investissez…

… dans des livres de recettes « minceur » et dans du matériel capable de vous épargner bien des graisses de cuisson (gril, wok, pierrade…). Orientez-vous également vers de nouveaux horizons culinaires (Japon, Vietnam, Thaïlande), réputés pour exalter le goût des aliments sans que ceux-ci aient besoin de baigner dans la graisse.

Mangez de la salade à chaque repas

Chicorée, cresson, laitue, mâche, scarole et bien d'autres encore vous donneront l'impression d'avoir l'estomac plein sans vous apporter beaucoup de calories. Sans oublier les légumes et les fruits frais, bien entendu.

Ne grignotez jamais entre les repas

Évitez systématiquement les amuse-gueules, d'autant qu'ils s'accompagnent souvent de 1 verre d'alcool. Gardez toujours à l'esprit que ce sont toutes ces « petites calories » non indispensables (petits gâteaux secs, bonbons, chocolat, crackers, etc.) qui font, petit à petit et sans que vous en ayez conscience, les « gros kilos » que vous avez en trop.

Mangez un minimum de sucres, mais un max de protéines

Voilà une stratégie maligne pour perdre sa cellulite. Les protéines satisfont l'appétit plus longtemps et permettent à l'organisme de brûler 40 calories de plus par repas – un effet boosteur pour le métabolisme, sans que cela vous demande le moindre effort !

Bannissez les « minceur *killers* »

Bannissez l'alcool, le pain blanc, les féculents à base de farine raffinée, les produits laitiers au lait entier ; ne vous jetez pas sur les vrais et les faux sucres, les jus de fruits et le miel ; limitez les matières grasses, la viande de porc, les viandes rouges grasses, les olives... et tout ira bien !

Écoutez votre instinct

Face aux situations critiques – attendre l'heure du repas, dîner chez des amis ou au restaurant –, trouvez vos propres astuces pour tromper la faim : une petite collation à base de fromage blanc, 1 grand verre d'eau, etc.

Soyez du matin

Le petit déjeuner et le déjeuner devraient fournir 70 à 80 % de vos apports énergétiques journaliers contre 20 à 30 % seulement pour le goûter et le dîner. Le soir, votre corps vit au ralenti et a tendance à stocker les excès caloriques faute de pouvoir les dépenser.

Faites-vous plaisir

Aucun excès, que du plaisir ! Dites-vous bien qu'un PETIT écart vaut toujours mieux qu'une GROSSE frustration !

Quelques idées vertes pour ne plus être dans le rouge

Armes anti-cellulite de choix, les fruits vous apportent des vitamines, des minéraux, des antioxydants et des fibres. Ils garantissent l'équilibre interne du corps (acido-basique) et ils vous font consommer de l'eau – mine de rien, les fruits, comme les légumes frais, en renferment 80 à 96 % ! Ils prennent un maximum de place dans l'assiette et dans l'estomac, pour un apport calorique minimum.

Je remplace…	Par…
l'entrée pâté ou œuf mayo	une salade de tomates ou de champignons
le fromage accompagné de pain	une salade verte avec des raisins ou des cubes de pomme
les biscuits apéritifs	des tomates cerises et des bâtonnets de carottes à tremper dans du fromage blanc
la moitié de mon plat de pâtes ou de pommes de terre	l'équivalent en courgettes, épinards ou haricots verts
le dessert ou la pâtisserie (crème, flan, tarte…)	2 clémentines ou 1 banane cuite ou nature
le verre de soda ou d'alcool	1 verre de jus de légumes ou de fruits

VALEUR CALORIQUE DE QUELQUES « MINCEUR *KILLERS* »

- Bouchée à la reine .... 460 kcal
- Café liégeois .... 500 kcal
- Cassoulet (1 portion moyenne) .... 610 kcal
- Choucroute (1 portion moyenne) .... 450 kcal
- Couscous (1 portion moyenne) .... 575 kcal
- Crêpe jambon-fromage .... 250 kcal
- Croissant au jambon .... 310 kcal
- Croque-monsieur .... 400 kcal
- Friand à la viande .... 360 kcal
- Frites (1 portion de 70 g) .... 222 kcal
- Hachis Parmentier (1 portion moyenne) .... 320 kcal
- Pizza individuelle .... 200 à 470 kcal (selon garniture)
- Quiche lorraine (1 part) .... 350 à 400 kcal
- Raclette (1 portion moyenne) .... 710 kcal
- Spaghettis carbonara (1 portion moyenne) .... 770 kcal
- Tarte aux légumes (1 part) .... 360 kcal
- Tarte aux pommes (1 part) .... 380 kcal
- Tomate farcie .... 190 kcal

Courage ! Vous tenez le bon bout

Faites la paix avec vous-même et avec la nourriture en prenant la vie du bon côté. Il ne s'agit pas de tout bouleverser, mais, par exemple, de ralentir votre rythme infernal, de privilégier la marche dans vos déplacements quotidiens, de trouver une soupape quand tout va trop vite, comme écouter de la musique pour faire le vide ou encore remplacer la télévision par le sport, la lecture ou la méditation. De petites choses suffisent souvent, comme pratiquer quelques mouvements de respiration profonde, se débarrasser de sa montre ou conduire sans se presser. De même, apprenez à vous regarder et à vous trouver belle, avec vos qualités et vos défauts, y compris un poil de cellulite !

S'aimer, cela s'apprend !

Vous ne ressemblez pas aux icônes de la beauté qui s'affichent dans les pages des magazines ? Vous avez souvent tendance à vous dévaluer (quand ce n'est pas votre entourage qui s'en charge) ? Il est urgent d'apprendre à vous aimer telle que vous êtes. C'est l'une des clés essentielles pour retrouver confiance en vous, vous ouvrir aux autres et être heureuse.

L'estime de soi comme arme anti-cellulite

L'estime de soi est à la fois le regard et le jugement que l'on porte sur soi. Une bonne estime de soi permet d'agir efficacement, de se sentir bien dans sa peau et de faire face aux difficultés de l'existence. Mais quand l'on manque de confiance et que le regard que l'on porte sur soi est négatif, cela engendre nombre de souffrances et de désagréments qui viennent perturber le quotidien et... la ligne !

Pour dresser un schéma simple, une personne qui a une bonne estime d'elle-même :

- est consciente de ses capacités, de son potentiel et de ses limites ;
- est sûre d'elle-même et réagit aux contraintes et au stress de façon résolue et efficace ;
- se sent aimée et respectée par les personnes importantes à ses yeux.

Petites astuces pour ne pas en manquer

- **Au lieu de** jouer les paranos en pensant que votre voisine vous a regardée de travers ou que vos collègues de boulot ricanent dans votre dos...
- **Essayez de** passer outre toutes ces petites peurs irraisonnées qui vous empêchent de vous épanouir et de vous concentrer sur l'essentiel. Et cessez de projeter sur les autres votre manque de confiance en vous !

- **Au lieu de** tout dramatiser et laisser prendre des proportions énormes à chaque parole lancée un peu sèchement...
- **Essayez de** sortir de ce cercle vicieux où tout est bon pour vous dévaloriser et finalement vous mettre en situation d'échec.

- **Au lieu de** vous comparer aux autres et regarder les qualités de votre collègue de bureau – ce qui vous empêche de voir vos propres valeurs...
- **Essayez d'**aiguiser votre sens critique et vous vous rendrez vite compte que les autres ne sont pas aussi parfaits qu'ils en ont l'air.

- **Au lieu de** rejeter systématiquement le compliment d'une amie sur votre look en lançant une plaisanterie qui vous dépréciera forcément...
- **Essayez d'**apprécier le compliment, sans oublier de le retourner.

- **Au lieu de** monter sur la balance tous les jours – parfaitement nue et avant d'avoir manger – et laisser ensuite le chiffre affiché vous dicter votre humeur de la journée...
- **Essayez d'**oublier la balance et créez-vous de nouveaux rituels, comme penser à quelque chose qui vous tient à cœur et que vous aimeriez réaliser dans la journée.

- **Au lieu d'**arpenter les allées du supermarché pour trouver le dernier produit diététique à la mode en espérant grappiller quelques calories...
- **Essayez de** chausser enfin vos baskets et de passer à l'acte !

- **Au lieu de** coller la photo de votre top model préféré sur la porte du réfrigérateur...
- **Essayez de** trouver une photo de vous-même dans une circonstance heureuse – en vacances, lors d'une soirée chez des amis, etc. –, histoire de vous souvenir que la vie est belle, drôle et riche !

LES YEUX DANS LES YEUX

On dit que c'est la première impression qui compte. Et c'est vrai ! Des études ont montré que l'on se fait une idée sur quelqu'un au bout de 4 minutes seulement, et ce dans l'ordre suivant :

1. La vision : la façon dont vous êtes habillée, votre expression générale et votre gestuelle (importance : 55 %).

2. Le son de votre voix (importance : 38 %).

3. Ce que vous dites (importance : 7 % seulement).

« Je décide de m'aimer (quelle que soit la taille de mon jean) »

Vous avez des relations houleuses avec vos hanches ? Vous accorder un minimum de tendresse vous ferait le plus grand bien ! Ce n'est pas en culpabilisant que votre cellulite disparaîtra ! De plus, vous vous stresserez inutilement – avec les conséquences que vous connaissez à présent.

Retombez en enfance !

Souvenez-vous de ce que vous aimiez faire lorsque vous étiez gamine : du roller ? du vélo ? de la danse ? Allez-y ! Pour vous amuser, pas pour brûler des calories en plus !

Dites : « Ohm »

C'est le son que l'on prononce quand on médite dans le but de se vider l'esprit. Ou alors, pratiquez le yoga pour vous concentrer sur votre corps et prendre soin de vous-même, tout simplement.

Regardez la réalité en face

Demandez-vous ce que cela changerait vraiment de ne plus avoir de cellulite, voire posséder un corps « parfait ». Est-ce que cela vous empêcherait d'avoir des déceptions sentimentales ? Réussiriez-vous mieux dans votre boulot ? Auriez-vous plus d'amis ? Attention : tout cela n'est que pur fantasme !

Accrochez-vous à vos valeurs

Pour être soi-même, il faut apprendre à connaître et respecter ses valeurs. Et il faut autant que possible éviter de s'imposer des règles de conduite qui vont à leur encontre. Faites le point sur vos valeurs profondes, celles qui ne sont pas « négociables », et servez-vous de cette base comme guide dans vos choix de vie.

Jouez sur les mots

Vos pensées négatives finissent par se graver dans votre cerveau. C'est pour cela qu'il faut vous construire une image positive et vous adresser des phrases « aimantes », même si elles n'ont rien à voir avec votre corps : « J'ai confiance », « Je suis une amie loyale », etc. Avec le temps, vous finirez bien par vous en convaincre.

Soyez plus intuitive

L'intuition n'est pas un don réservé à quelques élues ; au contraire, elle ne demande qu'à être développée. Écouter son intuition, c'est comme apprendre à s'exprimer dans une langue étrangère : il faut créer son propre « dictionnaire intuitif ». Dans un petit carnet, notez tout ce qui concerne vos intuitions : les questions que vous vous posez, les symboles qui réapparaissent systématiquement dans votre esprit... Peu à peu, votre dictionnaire s'enrichira et vous verrez plus clair en vous-même.

Chouchoutez-vous

Et n'allez surtout pas imaginer que c'est une perte de temps ! Envisagez plutôt les soins que vous apporterez à votre corps comme une routine quotidienne qui vous fera l'aimer et le respecter davantage. Vous vous lavez bien les dents tous les jours, non ?

À ARTÈRES DÉPLOYÉES !

Selon une étude de l'université du Maryland (États-Unis), rire fait du bien aux artères ! 10 hommes et 10 femmes se sont vu proposer un film comique, puis un film angoissant. Sous l'effet du rire, 95 % des volontaires ont vu l'endothélium (la paroi interne d'une artère du bras) se dilater, alors que le film angoissant a entraîné une

diminution du calibre de l'artère chez 74 % d'entre eux. Une différence d'amplitude de plus de 50 % en moyenne, qui montre que le rire peut jouer un rôle bénéfique dans la prévention des maladies cardiovasculaires.

Prenez soin de vous sans culpabiliser

Se pomponner, se chouchouter, se cajoler, se dorloter, se papouiller... À première vue, tout cela a l'air bien frivole et superficiel, mais vous ne devez pas avoir honte de prendre soin de vous. Pourquoi ? Tout simplement parce que cela fait du bien ! Il s'agit là d'une manière de se reconstituer, de se rendre plus disponible aux autres, de se porter toute seule comme une grande (et donc de renoncer à l'idée que quelqu'un le fasse à votre place). D'ailleurs les plus orgueilleuses ne sont pas toujours là où on les attend et, paradoxalement, rechigner à prendre soin de soi n'est pas forcément le signe d'une grande modestie. *S'occuper de soi* veut dire « bien se connaître et accepter de se regarder dans la glace avec des petits kilos en trop ». L'épreuve est parfois difficile ; c'est pourquoi certaines y renoncent – par narcissisme !

Et puis, adopter un rituel de féminité (sans placer la barre trop haut) est une question de gestes quotidiens, pas une question d'argent. Se laver les cheveux, s'hydrater le visage et le corps, et avoir de beaux ongles ne coûte pas nécessairement très cher ! Et il n'est pas non plus utile d'avoir un agenda de *bimbo*. De la minute de soin à la journée de détente, il y en a pour toutes les stressées de l'horloge...

Vous avez 1 minute ?

- **Humez le doux parfum** d'un sachet de lavande ou celui de votre fragrance habituelle vaporisée sur un mouchoir.
- **Imprégnez un linge** de quelques gouttes d'huiles essentielles et passez-le sur votre front et votre nuque.
- **Massez-vous les tempes** doucement du bout des doigts avec un mélange d'huiles de lavande et d'amande douce.
- **Vaporisez un spray** contenant des senteurs de camomille ou de lavande sur vos draps.
- **Placez deux doigts à la base de votre crâne** et pressez doucement en comptant jusqu'à 5. Relâchez durant 5 secondes et recommencez.

Vous avez 5 minutes ?

- **Détendez vos épaules et votre nuque.** Asseyez-vous confortablement et relevez la tête en inspirant, puis baissez la tête en expirant. Recommencez plusieurs fois. Ensuite, penchez votre tête vers l'épaule gauche en inspirant, puis vers la droite en expirant.
- **Éteignez la télé, la radio, le portable et/ou l'ordinateur** pour profiter du silence et apprécier un peu de tranquillité.
- **Massez-vous les mains et les pieds.** Vous trouverez inévitablement des points réflexes qui diminuent le stress et soulagent les tensions musculaires.
- **Prenez une douche écossaise.** À la fin de votre douche quotidienne, alternez eau chaude et eau froide pendant 1 minute.

- **Disposez, dans votre bureau ou à la maison,** des bougies, des fleurs, des galets ramassés sur la plage ou toute autre petite chose qui transformera l'endroit en un havre de paix.
- **Concentrez-vous sur votre respiration.** Assise ou couchée dans une position confortable, faites sortir les énergies négatives par la bouche en expirant jusqu'à ce que vous n'en puissiez plus. Puis inspirez aussi longuement et calmement que possible par le nez, tout en gonflant le ventre. Tenez ainsi quelques secondes en imaginant que vous chassez tous vos soucis. Recommencez une vingtaine de fois.

Vous avez 10 minutes ?

- **Soyez créative.** Faites du piano, de la peinture ou chantez sous la douche pour le plaisir de vous exprimer !
- **Faites-vous un masque de beauté** et buvez 1 tasse de thé vert riche en antioxydants.
- **Faites une sieste de 10 minutes** pour vous apaiser et recharger vos batteries.
- **Prenez un bain de soleil** après vous être enduite de crème. Et pour cela, nul besoin d'être en vacances ! Asseyez-vous sur un banc public, fermez les yeux et sentez la chaleur du soleil caresser votre peau. Écoutez les bruits de la nature ou imaginez un endroit de rêve et laissez votre esprit vagabonder.
- **Partez au pas de course.** 10 minutes de marche rapide sont idéales pour se sentir détendue et en pleine forme.
- **Étirez vos muscles sur une musique relaxante.** Debout, jambes écartées de la largeur des épaules, tendez les bras vers le plafond, ramenez-les le long du corps et tournez-vous d'un côté puis de l'autre. Ou faites des mouvements de yoga si vous en connaissez.

Vous avez un peu plus de temps ?

Dans ce cas, rien de tel qu'un hammam improvisé chez vous pour vous détendre véritablement et plonger dans un bain de pur délice. Avant toute chose, congédiez conjoint, bambins, chats et chiens, débranchez le téléphone et fermez votre porte. Puis installez dans votre salle de bains un tabouret ou une chaise. La température de la pièce doit être assez chaude.

Avant de vous prélasser

- **Tamisez la lumière.** Pas de néons blafards, bien entendu ! La lumière du jour tamisée par la vapeur est suffisante ; sinon, sortez le grand jeu avec quatre ou cinq bougies à la cire d'abeille, que vous placerez loin de l'eau, pas trop en hauteur.
- **Ayez à portée de main** 1 verre, 1 carafe d'eau bien fraîche parfumée de quelques gouttes d'eau de fleur d'oranger, 1 petite coupe de clémentines à peau fine, 1 belle grenade égrenée...
- **Disposez** onguents, crèmes, sels et huiles de bain sur le rebord de la baignoire, sans omettre 1 gant de crin, 1 pierre ponce, de l'argile, 1 savon et du produit de gommage. N'oubliez pas de préparer quelques serviettes épaisses et douces sur un tabouret.
- **Créez-vous une atmosphère apaisante** avec 1 huile essentielle de rose ou de lavande en diffuseur avant de vous déshabiller.

L'heure est venue

- **Faites-vous couler un bain très chaud** et habituez-vous à la température en vous immergeant progressivement dans l'eau. N'utilisez pas encore de produit sur votre peau.
- **Sortez de l'eau de temps en temps,** buvez de l'eau fraîche et asseyez-vous sur le tabouret pour éliminer régulièrement la sueur.

- **Puis massez doucement** mais fermement tout votre corps. L'eau et la chaleur ont gonflé la couche superficielle de votre épiderme et la sueur a expulsé les impuretés incrustées dans les pores. Vous êtes prête pour le grand nettoyage...

Une peau de satin

- **Videz votre bain à moitié.** Vous allez éliminer toute cette peau morte qui ternit votre corps et rend vos fesses, genoux et coudes rugueux par endroits.
- **Frottez-vous gentiment** avec, au choix, 1 gant de crin, 1 loofa ou 1 pierre ponce, en faisant des gestes circulaires : le résultat est toujours impressionnant. Quand le gros des impuretés est exfolié, videz l'eau du bain.

Faites-vous couler un autre bain

Et ajoutez-y :

- 300 g de son de blé (en vente chez votre boulanger), qui tonifie, apaise les douleurs et adoucit la peau. Vous le mettrez dans un gant de toilette fermé par un élastique ;
- 250 g de gros sel iodé qui éclaircit la peau, fait du bien aux articulations et détoxifie. Vous pouvez aussi vous procurer des sels de la mer Morte, réputés apaisants et purifiants ;
- 10 gouttes d'huiles essentielles (diluées dans un peu d'huile végétale) de lavande, camomille et cannelle, ou de gingembre, genièvre et sauge, ou de rose.

Après vous être prélassée

- **Faites un gommage délicieusement parfumé** aux agrumes, fait de véritables écorces de fruits, pour avoir la peau douce. Les extraits de citron resserrent chaque pore, les huiles essentielles tonifient la peau et le noyau d'avocat pilé l'adoucit.
- **Purifiez votre épiderme** avec un léger « peeling » du visage, en insistant sur le nez et les tempes. Pour cela, munissez-vous de 1 savon doux pour éliminer les dernières traces d'impuretés (vous pouvez choisir 1 pain dermatologique ou 1 savon exfoliant).
- **Lavez vos cheveux** avec un shampooing fabriqué artisanalement : rassoul, verveine et thym pour les cheveux gras ; huile de cade, romarin, aloès et argile verte pour les cheveux secs et fragiles.

Rincez-vous, séchez-vous et enfilez un peignoir

- **C'est le moment idéal pour vous épiler.** Vous êtes parfaitement propre, votre épiderme est purifié, les pores de votre peau sont bien ouverts et plus aucun poil n'est prisonnier sous la peau.
- **C'est aussi le bon moment pour soigner vos ongles** en repoussant les cuticules des ongles des pieds et des mains.
- **C'est enfin le moment d'oublier tous vos petits soucis.** Préparez-vous 1 thé à la menthe bien chaud. Puis, dans la pénombre de votre chambre, allongez-vous mollement sur le côté et dégustez votre thé brûlant à petites gorgées. Votre corps est léger, votre esprit loin des tracas quotidiens, et loin, si loin, de vos problèmes de cellulite !

Comment camoufler vos petits défauts

Avouez que c'est tout de même flatteur de s'entendre dire : « Il me semble que tu as perdu du poids, non ? » quand, en réalité, on n'en a pas perdu 1 seul gramme !

Les bonnes idées pour perdre virtuellement quelques kilos

Tenez-vous droite

Une bonne posture vous allonge de quelques centimètres et un ventre rentré donne l'impression que vous êtes plus mince. Exercez-vous devant la glace à dégager les épaules, relever le menton et contracter les muscles abdominaux – ce qui contribuera, en prime, à les renforcer !

Habillez vos épaules

Les bretelles ultrafines sont d'un chic absolu si l'on a la chance d'avoir des épaules graciles et une poitrine pas trop volumineuse... Mais quand on a une bonne poitrine et de solides épaules, c'est beaucoup moins seyant. Il vaut mieux, dans ce cas-là, mettre ses épaules en valeur en portant un haut à bretelles larges ou façon cache-cœur.

Couvrez vos bras

Les robes de fête sans manches – et elles sont nombreuses – n'avantagent ni les bras un peu enrobés, ni ceux qui manquent de tonus. Heureusement, les solutions de rechange ne manquent pas... Que diriez-vous d'un chemisier diaphane, d'un cache-cœur en voile ou – pourquoi pas ? – d'un corsage noir transparent à manches longues sur un beau soutien-gorge noir ?

Portez du noir

Le noir est une bénédiction quand il s'agit de créer un effet « minceur » sans trop d'effort. Profitez également des accessoires tels les colliers ultra-longs qui tombent jusqu'à la ceinture.

Montrez vos jambes

Les collants opaques sont idéals quand on a les jambes un peu dodues. Portez-les avec des chaussures à talons, de couleur et de texture similaires (du suède, par exemple).

Portez des talons plus hauts

Pour gagner quelques précieux centimètres, inutile de porter des talons aiguilles ! Il vous suffit simplement de trouver des chaussures de 2 cm de plus que celles que vous portez d'habitude.

Choisissez judicieusement vos dessous

Faites un trait sur les lignes de culotte apparentes, les élastiques qui coupent la silhouette en deux sous une robe en stretch ou une jupe moulante ! Choisissez d'urgence des sous-vêtements légers, sans coutures (ou presque) et sans élastique, qui lissent la silhouette et évitent les bourrelets et les démarcations.

Les mauvaises habitudes qui « donnent » du poids

Ne portez pas de vêtements trop serrés

Même les minces ont l'air enrobé dans un vêtement de ce genre !

Ne portez pas un soutien-gorge trop petit

On a toutes tendance à le faire ! Or, un soutien-gorge qui n'est pas à la bonne taille remonte à l'arrière et forme des bourrelets fort disgracieux !

Ne vous noyez pas sous les tissus

Les vêtements amples cachent les formes, certes, mais ont aussi le don de vous faire paraître plus ronde que vous ne l'êtes en réalité.

Ne surestimez pas vos jambes

N'enfilez pas un collant résille et des sandales à brides sur des jambes un peu fortes. Optez plutôt pour des collants opaques et des escarpins chics.

Ne vous étranglez pas la taille avec une grosse ceinture

À proscrire, à moins d'avoir un corps de mannequin !

UNE QUESTION D'IMAGE

L'image corporelle est l'image qu'une personne se fait de son propre corps, la manière dont elle le voit dans le miroir et dont elle s'imagine que les autres le voient. Dans la mesure où l'image corporelle participe à la construction de l'image de soi, l'insatisfaction que l'on ressent vis-à-vis de son propre corps peut avoir des effets désastreux sur le sentiment que l'on nourrit à l'égard de soi.

L'art de la triche à la portée de toutes

Sachez que votre allure est aussi importante que vos habits. Ainsi, si vous affichez un port de reine, personne ne remarquera que vous avez un peu – ou beaucoup – de cellulite sur les cuisses. Tenez-vous donc bien droite, assise comme debout, veillez à rentrer le ventre et à serrer les fesses, à tenir le dos droit et à maintenir le buste en avant lorsque vous marchez. Quant à porter des vêtements qui vous mettent en valeur, ce n'est pas de la triche : juste une question de bon sens !

Des épaules carrées

Feu vert pour...

- Les décolletés larges
- Les cols en V profonds

Feu rouge pour...

- Les encolures étroites et peu profondes
- Les robes à bretelles fines

Un petit ventre rond

Feu vert pour...

- Les tons foncés
- Les tenues assorties
- Le coton, la soie, le lin
- Les tops sous la taille
- Les vestes longues

Feu rouge pour...

- Les couleurs claires
- Les rayures horizontales
- Les tissus tels le Lycra® ou le Spandex®
- Les pantalons à pinces et les jupes froncées
- Les chemises ou robes larges
- Les pulls larges
- Les gros motifs

Une taille un peu épaisse

Feu vert pour...

- Les ceintures ton sur ton, fines et étroites ou pas de ceinture du tout

Feu rouge pour...

- Les blousons
- Les ceintures larges et voyantes
- Les tissus à rayures horizontales
- Les pulls ou tee-shirts rentrés dans une jupe ou un pantalon

Des fesses rebondies

Feu vert pour...

- Les vestes longues
- Les chemisiers, tee-shirts ou pulls par-dessus une jupe ou un pantalon
- Les jupes amples

Feu rouge pour...

- Les vestes courtes
- Les jupes serrées
- Les jeans

De fortes cuisses

Feu vert pour...

- Les vestes longues
- Les jupes et robes amples
- Les pantalons droits

Feu rouge pour...

- Les pantalons serrés au niveau des cuisses
- Les pantalons serrés aux chevilles

Une poitrine à la Marilyn

Feu vert pour...

- Les cols ouverts
- Les décolletés en V
- Les vêtements souples
- Les belles matières

Feu rouge pour...

- Les manches qui s'arrêtent au niveau du buste
- Les rayures horizontales
- Les tissus à motifs
- Les cols roulés
- Les chemisiers et pulls moulants
- Les vestes trop courtes

Des hanches plutôt larges

Feu vert pour...

- Les vestes et les pulls longs
- Les chemisiers par-dessus une jupe ou un pantalon

Feu rouge pour...

- Les pantalons ou jupes à poches
- Les motifs voyants au niveau des hanches
- Les vestes courtes

LES PETITS PLANS DANS LES GRANDS

- **Bon plan n° 1** – Vous êtes fâchée avec le haut de vos bras ? Portez des manches longues avec des revers larges pour équilibrer. Évitez les pulls tricotés et offrez-vous des cachemires avec col en V.
- **Bon plan n° 2** – Vous pestez contre votre petit ventre ? Portez des robes drapées autour de la taille : vous paraîtrez plus mince.
- **Bon plan n° 3** – Vous fulminez contre l'ampleur de vos hanches ? Portez des jupes droites pour minimiser leur largeur et diminuer le volume de vos fesses.
- **Bon plan n° 4** – Vous vous lamentez sur l'épaisseur de vos mollets ? Portez des bottes hautes (jusqu'aux genoux) ou des chaussures à talons de 3 à 4 cm : elles allongent les jambes, affinent les chevilles et les mollets, et vous donnent une meilleure stature.

1. Soyez plus cool !

Selon de bien tristes statistiques, 79 % des femmes pensent que la vie serait plus belle si elles étaient plus minces ! 83 % se sentent déprimées après avoir essayé un maillot de bain ! 20 % ont déjà eu honte pendant l'amour parce qu'elles se trouvaient trop grosses ! Pire : 56 % préféreraient être minces plutôt que d'avoir un QI élevé ! STOP !

2. Soyez bien dans votre peau !

Quand on se sent bien dans sa peau, on mange naturellement moins ! Une étude de l'université de Marion dans l'Ohio (États-Unis) a démontré que les femmes ayant une image positive de leur corps mangeaient plus sainement et plus « intuitivement », c'est-à-dire seulement quand elles avaient faim. Comme on dit : « Qui de l'œuf ou de la poule ? »

3. Montrez vos muscles !

Si vous avez des muscles, exhibez-les ! Et si vous n'en avez pas, pensez à faire un peu de gym pour vous sculpter de jolies épaules et porter des robes et des tops sans manches. Tout le monde pensera que le reste du corps est aussi parfait que le haut !

4. Privilégiez le bleu

Le bleu est la couleur de la mer – ou de vos yeux –, mais c'est aussi la couleur coupe-faim par excellence ! Abusez-en pour vos assiettes, nappes et sets de table... Vous joindrez l'utile à l'agréable !

5. Changez d'horizon !

Ouvrez l'œil et vous découvrirez de bonnes alternatives à vos cabillauds surgelés habituels. De nouvelles espèces de poissons arrivent sur les marchés : le sabre à chair fine, le grenadier, le hoki ou encore l'empereur méritent d'être connus. Vivant parfois à plus de 1 500 m de profondeur, ils sont vendus en filets à cause de leur aspect peu engageant. Ils n'en sont pas moins délicats et savoureux.

6. Repassez-vous le film...

... de votre dernier week-end en amoureux ou de tout autre délice mémorable. Vous en retirerez une détente immédiate. L'évocation d'images, de sons et de parfums agréables vous délivrera des pensées négatives.

7. Nourrissez votre cerveau...

... de glucides lents (contenus dans les pruneaux ou les céréales complètes), surtout en début de journée, pour ne pas avoir de coup de barre, mais également le soir, car votre cerveau de paresseuse travaille – qui l'eût cru ? – de jour comme de nuit. La preuve : il consomme 40 % d'énergie en plus lorsque vous rêvez et 60 % quand vous faites un cauchemar !

8. Faites-vous un beau sourire

Quand vous vous regardez dans le miroir, souriez-vous au lieu de vous laisser hypnotiser par la taille de vos fesses ou de vos cuisses !

9. Libérez-vous...

... du carcan familial ! Surtout si vous avez enduré les critiques de votre entourage sur votre tour de taille pendant des années ! Débarrassez-vous des émotions et comportements qui continuent à vous gâcher l'existence. Après tout, vous êtes une grande fille à présent !

10. Ne vous la jouez pas « *fashion victim* »

Assumez ce que vous êtes dans des vêtements qui vous vont et dans lesquels vous vous sentez bien, plutôt que de craquer pour le dernier top à la mode qui vous comprime la poitrine. Il est temps de trouver votre propre style ainsi que les couleurs qui flattent votre teint, vos yeux et vos cheveux.

11. Connectez-vous

Et pas seulement par mail ! Élargissez votre horizon, faites de nouvelles rencontres, intéressez-vous à vos collègues de travail... C'est bien plus enrichissant que de rester figée sur vos problèmes de poids !

12. Changez de rythme

En changeant de temps à autre de rythme alimentaire, vous empêcherez votre métabolisme de ralentir. Un jour à 1 400 kcal, un autre jour à 1 600 ou 1 800 kcal. Même principe pour les exercices physiques : cassez votre routine pour faire travailler différents muscles.

13. Organisez-vous

En début de semaine, faites le plein de fruits et légumes, de viande et même de plats surgelés peu caloriques. Puis tâchez de préparer des repas à l'avance, comme des légumes grillés accompagnés de poulet ou de tofu, afin de ne pas craquer pour un sandwich lors de vos pauses-déjeuner. N'oubliez pas de garder à portée de main tous les ingrédients qui vous permettront de composer des salades, des soupes et des plats en un rien de temps.

14. Attendez un peu !

Il faut 20 minutes à votre cerveau pour « enregistrer » le message de satiété. Au restaurant, par exemple, décidez d'aller prendre le dessert dans un autre endroit. Le temps d'y arriver, vous n'en aurez même plus envie !

15. Mangez moins !

Ce n'est pas la quantité qui compte mais la qualité !

16. Réservez-vous du temps libre

Se réserver du temps pour soi, rien que pour soi, permet d'être plus disponible pour les autres en temps voulu et de créer une ambiance familiale et sociale harmonieuse.

17. Laissez parler vos envies

Prenez la poudre d'escampette, allez humer les fleurs du parc, partez faire du lèche-vitrines entre copines, arrêtez-vous pour écouter le musicien de rue ou les cloches de l'église... et oubliez deux minutes vos problèmes, qu'ils soient réels ou montés de toutes pièces.

18. Apprenez à dire « non »

Vous voulez tout le temps faire plaisir aux autres et cela vous gâche la vie ? Et si vous commenciez par vous-même ? Soyez ferme, apprenez à dire « non » poliment.

19. Suivez votre cœur

Si vous faites confiance à votre instinct, vous prendrez à coup sûr les bonnes décisions et jamais ne les regretterez. Il faut parfois savoir oublier la voix de la raison et suivre votre cœur sans vous poser de questions.

20. Osez rêver

Dans la vie, vous pouvez, au choix, laisser la peur vous dominer ou bien essayer d'atteindre vos buts et vivre pleinement en dépit de vos peurs !

chapitre 7

Petit glossaire anti-cellulite

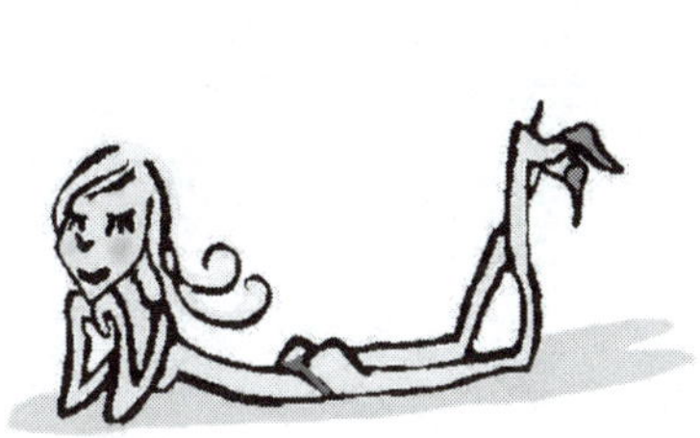

« Comment donner le coup de grâce à ma cellulite ? »

Parvenue à ce stade du livre, vous êtes, à n'en pas douter, prête à vous battre comme une lionne pour venir à bout de votre cellulite. À moins que, fidèle à votre nature, vous n'ayez pas lu le quart du livre, que vous ayez zappé certains chapitres fâcheux, que vous l'ayez parcouru au-dessus de l'épaule de quelqu'un dans une librairie, en espérant vous en tirer à bon compte...

Quoi qu'il en soit, vous êtes arrivée jusqu'ici bon an mal an. Il ne vous reste donc plus qu'à étudier attentivement ce chapitre, à le mémoriser, à placer quelques bribes bien senties de vocabulaire spécialisé dans les conversations, et personne ne prononcera jamais plus le mot « paresseuse » en votre présence !

Acides gras (saturés, mono-insaturés et poly-insaturés)

Ce que la science en pense : les graisses, qu'elles soient animales ou végétales, sont classées selon leur saturation en acides gras. Les acides gras sont dits « saturés » lorsque toutes leurs liaisons sont occupées, mono-insaturés lorsqu'ils ont un bras de libre et polyinsaturés lorsqu'il leur reste des bras libres.

Les acides gras mono et polyinsaturés sont de bonnes graisses provenant des aliments d'origine végétale ou animale. Ils font baisser le taux de « mauvais » cholestérol (LDL-C) et maintiennent le taux du « bon » (HDL-C).

Ce que les paresseuses peuvent en penser : vous vous en doutiez peut-être : il y a gras et gras. Mais ce n'est pas une excuse pour vous jeter sur les frites ! N'oubliez pas que tous les lipides affichent 9 kcal par gramme !

Adipocytes

Ce que la science en pense : vulgairement appelés « graisse », les adipocytes sont des cellules 8 fois plus grosses que les autres ! Ils sont formés de compartiments, comme des sphères de lipides (80 % de leur volume au total), et sont donc un véritable « grenier à graisse ». Cependant, ils ne sont pas foncièrement mauvais : ce sont également des réservoirs d'énergie, qui stockent des vitamines, du cholestérol et des polluants.

Ce que les paresseuses peuvent en penser : la taille de vos adipocytes augmente en même temps que votre poids (sans compter qu'ils peuvent se multiplier). Bref, vous l'aurez sans doute constaté : plus vous mangez, plus vous augmentez de volume ! Votre cas n'est toutefois pas désespéré : moins de sucres et de graisses associés à plus d'exercice physique et vos adipocytes seront libérés de leur carcan. Leur taille diminuera en même temps que la vôtre !

Adrénaline

Ce que la science en pense : l'adrénaline est l'une des trois hormones responsables de l'utilisation des nutriments et de leur régulation dans le sang. Elle est produite par les glandes surrénales sous la direction du système nerveux autonome – un système qui participe aux fonctions d'éveil, d'activité et de stress de l'organisme.

Ce que les paresseuses peuvent en penser : vous libérez de l'adrénaline quand vous êtes stressée. Ce n'est ni bien ni mal : c'est une réaction normale de défense, mais, à haute dose, le stress altère les cellules et peut même détruire les neurones. De plus, il fait grossir et induit un flot constant de cortisol, une hormone qui stimule l'insuline, qui elle-même favorise le stockage des graisses !

Androïde

Ce que la science en pense : du grec *andros* qui signifie « homme ». Une silhouette de type androïde est en forme de pomme – plus rare chez la femme que la silhouette gynoïde. Le risque de maladies cardiovasculaires est plus élevé chez les femmes ayant ce type de silhouette.

Ce que les paresseuses peuvent en penser : si vous avez un bon petit amas de graisse sur le ventre, il faut le perdre, non seulement pour des raisons esthétiques, mais aussi pour votre santé. Bonne nouvelle : c'est la graisse qui fond en premier lorsque vous maigrissez.

Antioxydants

Ce que la science en pense : les antioxydants sont des molécules qui luttent contre les radicaux libres, ces molécules toxiques qui font partie intégrante de notre environnement, mais qui sont également dues au tabac, à la fatigue, au stress et aux polluants. Les antioxydants protègent contre les réactions d'oxydation qui accélèrent le vieillissement.

Ce que les paresseuses peuvent en penser : les antioxydants sont les « antirouille » de votre corps. Donc, pour être mince et en bonne santé, ce n'est pas compliqué : faites le plein de fruits et de légumes !

Caféine

Ce que la science en pense : substance alcaloïde issue du café, du thé ou du maté. C'est un stimulant nerveux et cardiaque, mais également un diurétique. La caféine stimule les récepteurs des membranes et favorise la fonte des graisses, et par conséquent de la cellulite.

Ce que les paresseuses peuvent en penser : votre petit expresso possède bien des vertus, mais plutôt que d'en abuser et d'être une pile de nerfs toute la journée, rabattez-vous sur les crèmes amincissantes contenant de la caféine.

Calories

Ce que la science en pense : la calorie est l'unité de base énergétique des aliments ; sa valeur s'exprime en kilocalories ou en kilojoules. Le nombre de calories nécessaires au quotidien dépend du sexe, de l'âge, du métabolisme et de l'activité physique.

Ce que les paresseuses peuvent en penser : c'est ce qui fait grossir quand on en abuse ! Ne pas les compter obsessionnellement, mais s'en faire une idée en jetant un coup d'œil à une table des calories de temps en temps.

Capiton

Ce que la science en pense : se dit d'un tissu lorsqu'il est infiltré et donne l'impression d'avoir été rempli par de la bourre !

Ce que les paresseuses peuvent en penser : vilain mot s'il en est ! S'emploie régulièrement au pluriel et se trouve encore plus fréquemment sur les cuisses des paresseuses qui ont négligé leur hygiène de vie !

Caractère sexuel secondaire

Ce que la science en pense : éléments autres que le sexe, qui différencient l'homme de la femme : pilosité, pomme d'Adam, voix, psychisme, répartition des muscles et de la graisse...

Ce que les paresseuses peuvent en penser : ce qui vous distingue également de l'homme : la terrible culotte de cheval.

Cellulite

Ce que la science en pense : gonflement du tissu conjonctif sous-cutané qui donne un aspect « peau d'orange ». La cellulite n'est ni plus ni moins que de la graisse composée d'adipocytes de grande taille. Elle est localisée sur les genoux, l'abdomen, les hanches et les cuisses (la disgracieuse culotte de cheval !).

Ce que les paresseuses peuvent en penser : c'est votre bête noire ! Voilà ce qui arrive quand on fait tout ce qu'on aime et non tout ce qu'il faudrait faire ! Toutefois, rien n'est perdu : vous pouvez gagner la partie si vous surmontez votre vénérable nature de paresseuse.

Cellu-M6®

(voir *Endermologie*)

Circulation sanguine

Ce que la science en pense : la circulation sanguine se fait par les artères, qui transportent le sang chargé de nutriments et d'oxygène depuis le cœur vers les tissus (peau, muscles, graisse...), puis par les veines, qui ramènent le sang chargé de déchets et de gaz carbonique depuis les tissus vers le cœur. Aux artères et aux veines s'ajoutent les capillaires qui constituent la microcirculation distribuant le sang à chacune de nos cellules.

Ce que les paresseuses peuvent en penser : une mauvaise circulation veineuse ou lymphatique constitue l'un des mécanismes à l'origine de la rétention d'eau. Et qui dit « rétention d'eau » dit « œdème », et donc « cellulite » !

Collagène

Ce que la science en pense : protéine la plus abondante du corps humain, c'est le véritable « squelette » des cellules. Des modifications excessives de sa structure et sa sécrétion induisent une cellulite incrustée qui entrave la microcirculation (à l'origine de la rétention d'eau), atteint le tissu conjonctif qui se rigidifie et encapsule les lobes adipeux.

Ce que les paresseuses peuvent en penser : prendre soin de sa peau, l'hydrater avec des crèmes, boire beaucoup, la nourrir avec des aliments frais et sains, la chouchouter avec des massages... tout cela permet d'emprisonner le moins de cellules adipeuses possible !

Cortisol

Ce que la science en pense : c'est une hormone sécrétée par les glandes surrénales, qui libère les réserves d'énergie au moment opportun (situation de stress, énervement, envie d'action, envie de combattre, etc.) et augmente l'apport de sucre dans le sang. C'est l'hormone d'adaptation au stress dont l'excès augmente le risque de maladies cardiovasculaires, les ulcères d'estomac et... le stockage des graisses.

Ce que les paresseuses peuvent en penser : vous n'avez pas besoin de vous en occuper particulièrement. Laissez votre corps faire son boulot, mais veillez à ne pas vous laisser dépasser par le stress de la vie quotidienne ; votre santé et votre ligne sont en jeu.

Crèmes amincissantes

Ce que la science en pense : crèmes dont les substances sont censées agir sur la fonte des graisses ou la rétention d'eau. Il en existe qui stimulent la lipolyse, comme la caféine ou le géranium, d'autres qui bloquent la transformation des préadipocytes en adipocytes ou celles encore qui limitent l'entrée des glucides dans le sang.

Ce que les paresseuses peuvent en penser : des résultats pas vraiment spectaculaires, mais c'est toujours mieux que rien ! Vous pouvez améliorer la pénétration des actifs amincissants grâce à des gommages, en chauffant votre peau et en l'hydratant après un bain ou une douche, et en pratiquant des massages circulaires.

Culotte de cheval

Ce que la science en pense : pour être précis, c'est un dépôt graisseux situé au niveau des hanches, en haut des cuisses, entre l'épine iliaque antérosupérieure en haut et la tête du fémur en bas. Le volume de la culotte de cheval est lié à la graisse sous-cutanée superficielle.

Ce que les paresseuses peuvent en penser : nous y voilà ! Cette graisse-là semble véritablement vous « coller » aux cuisses. Il s'agit là d'une graisse sacrée que le corps « n'accepte » éventuellement de brûler que par l'allaitement ou le sport intensif. De toutes les façons, vous vous moquez pas mal des termes médicaux ; ce que vous voulez, c'est vous en débarrasser à tout prix !

Derme

Ce que la science en pense : tissu situé entre l'épiderme et l'hypoderme. Le derme contient des vaisseaux sanguins, mais peu d'adipocytes (ouf !). Il peut cependant gonfler en cas de rétention d'eau.

Ce que les paresseuses peuvent en penser : ce n'est pas vraiment à ce niveau que se situe le problème. Veillez tout de même au bon fonctionnement de votre circulation pour éviter que l'eau ne stagne dans vos tissus.

Détoxication

Ce que la science en pense : sorte de nettoyage de printemps ou diète sur une courte durée qui permet de débarrasser l'organisme des toxines.

Ce que les paresseuses peuvent en penser : d'accord, la cure détox a le chic pour vous priver de tout ce que vous aimez, mais en compensation elle vous permet d'avoir une peau plus éclatante et de dégonfler.

Endermologie

Ce que la science en pense : le palper-rouler est un geste réalisé manuellement, qui consiste à saisir la peau et à la rouler en un mouvement de vague. Le Cellu-M6® est un appareil qui reproduit le même mouvement. Il est équipé de deux rouleaux motorisés associés à un système d'aspiration.

Ce que les paresseuses peuvent en penser : pas négligeable pour relancer les échanges cellulaires, accélérer l'élimination des déchets et assouplir une cellulite pas trop ancienne. Assez ruineux toutefois (il faut de 15 à 30 séances) quand on ne le pratique pas soi-même.

Exercices aérobies

Ce que la science en pense : exercices qui nécessitent une bonne oxygénation, stimulent les systèmes cardiovasculaire et respiratoire et brûlent la graisse.

Ce que les paresseuses peuvent en penser : exercices qui vous permettent de courir pour attraper votre bus sans devenir écarlate et tomber en syncope !

Exercices anaérobies

Ce que la science en pense : exercices nécessitant très peu d'oxygène, de courte durée, mais très intenses.

Ce que les paresseuses peuvent en penser : ceux qui vous mettent K.-O. en 2 minutes !

Exercices d'endurance

Ce que la science en pense : exercices comme la course à pied ou le vélo, qui stimulent le rythme cardiaque.

Ce que les paresseuses peuvent en penser : exercices qui ne sollicitent pas fortement les articulations, mais qui mettent à l'épreuve votre système cardiovasculaire et tonifient vos petits muscles atrophiés.

Exfoliant

(voir *Gommage*)

Féculents

Ce que la science en pense : blé, riz, maïs, haricots, lentilles, pommes de terre... les féculents sont des aliments d'origine végétale. Ils sont une source d'énergie, grâce aux vitamines et aux minéraux qu'ils contiennent, ainsi qu'à la grande quantité de sucres lents.

Ce que les paresseuses peuvent en penser : ne les rejetez pas en bloc : ils vous aident à ne pas mourir de faim. Faites jouer la diversité et la complémentarité et, bien sûr, contrôlez vos portions.

Fibres

Ce que la science en pense : les fibres alimentaires, que ce soient les fibres du son, des végétaux, des légumes secs ou des fruits, sont indispensables à la régulation intestinale et ont un rôle de prévention des cancers des voies digestives. Elles ont également un effet « coupe-faim ».

Ce que les paresseuses peuvent en penser : les fibres circulent dans le tube digestif sans subir de transformation – ce qui signifie « 0 calorie » à la clé !

Glucides

Ce que la science en pense : les glucides sont encore appelés « sucres » ou « hydrates de carbone ». On les divise en deux camps :

1. **Les sucres lents (ou complexes),** plus longs à se décomposer dans l'organisme. Ils sont formés d'une chaîne plus ou moins longue de molécules

de glucose et ont un pouvoir sucrant modéré et prolongé. Ce sont les pâtes, le pain, les céréales, les légumes secs, les pommes de terre.

2. Les sucres rapides (ou simples), immédiatement utilisables. Ils sont composés d'une seule molécule de glucose, de fructose (le sucre naturel des fruits), de galactose ou de deux molécules de saccharose (sucre pur) et de lactose (glucide du lait). Ils ont un pouvoir sucrant élevé et rapide, surtout s'ils sont consommés en dehors des repas. Ces sont les sodas, les jus de fruits, le miel, la confiture, les glaces, les pâtisseries et le sucre de table.

Ce que les paresseuses peuvent en penser : les sucres ne sont pas diaboliques – à condition de savoir les distinguer et de ne pas se laisser aller à des pulsions incontrôlées. Rappelez-vous : les sucres lents pour caler l'estomac et pour l'énergie ; les sucres rapides pour l'humeur et le plaisir, mais en petites quantités et rarement !

Glycémie

Ce que la science en pense : la glycémie est le taux de sucre circulant dans le sang dans des conditions normales.

Ce que les paresseuses peuvent en penser : il n'y a pas de raison de vous poser trop de questions. À moins d'être diabétique ou de manger de façon tellement anarchique que votre glycémie joue les Yo-Yo (voir *Hypoglycémie*).

Gommage

Ce que la science en pense : le gommage (ou exfoliant) est un produit cosmétique servant à éliminer les cellules mortes de l'épiderme, lisser la peau et favoriser le renouvellement cellulaire.

Ce que les paresseuses peuvent en penser : le bon geste à pratiquer avant tout automassage à l'aide d'une crème amincissante, mais n'en abusez pas si vous avez la peau sensible.

Graisses

(voir *Lipides*)

Gynoïde

Ce que la science en pense : on parle de silhouette ou de graisse « gynoïde » lorsque ladite graisse se localise dans la partie inférieure du corps, c'est-à-dire au niveau des cuisses, des fesses, des hanches et du bas du ventre comme c'est souvent le cas chez la femme. La graisse gynoïde, si disgracieuse soit elle, n'est pas associée à une augmentation du risque de maladies cardiovasculaires, contrairement à la graisse « androïde » (abdominale).

Ce que les paresseuses peuvent en penser : votre silhouette est plus ou moins gynoïde selon que vous êtes nordique ou méditerranéenne – vous n'y pouvez rien. De là à se laisser aller, il ne faut pas exagérer !

Hormones

Ce que la science en pense : substances sécrétées par une glande dite « endocrine », déversées dans le sang et ayant une action sur des tissus lointains.

Ce que les paresseuses peuvent en penser : elles font en général bien leur boulot, sauf quand les hormones féminines (œstrogènes et progestérone) se plaisent à enrober les hanches au moment des changements hormonaux.

Hypoderme

Ce que la science en pense : tissu situé sous la peau, l'hypoderme héberge les adipocytes !

Ce que les paresseuses peuvent en penser : aucun doute, c'est bien là que se trouve votre bête noire : la cellulite !

Hypoglycémie

Ce que la science en pense : la crise d'hypoglycémie a pour origine une baisse anormale du glucose dans le sang (inférieur à 0,8 g/l). Elle provoque un malaise qui se traduit par une angoisse, une grande fatigue, des difficultés à se concentrer, des sueurs et des tremblements.

Ce que les paresseuses peuvent en penser : c'est simple : ne sautez pas de repas (à commencer par le petit déjeuner) sous peine d'avoir un coup de barre à 11 h, voire une crise d'hypoglycémie. Fractionnez vos collations et ne consommez pas d'aliments sucrés en dehors des repas.

Index de glycémie

Ce que la science en pense : l'index de glycémie d'un aliment témoigne de sa vitesse de pénétration dans le sang ; il varie selon les aliments avec lesquels il est consommé et associé. Plus l'index de glycémie d'un aliment est bas, plus la réponse glycémique (le taux de sucre) est étalée dans le temps.

Ce que les paresseuses peuvent en penser : choisissez en priorité des aliments à index glycémique faible, car une élévation brutale du taux de glycémie provoque une augmentation de l'insuline, avec pour conséquence une fatigue musculaire, des pannes cérébrales et... le stockage des graisses !

Indice de masse corporelle (IMC)

Ce que la science en pense : c'est le rapport du poids sur la taille au carré. Il est compris « normalement » entre 20 et 25. Le surpoids se situe entre 25 et 30 ; au-delà, il s'agit d'obésité.

Ce que les paresseuses peuvent en penser : évidemment, l'idéal, c'est ni trop, ni trop peu !

Insuline

Ce que la science en pense : il s'agit d'une hormone sécrétée par le pancréas. Elle permet l'assimilation du sucre (glucose) apporté par l'alimentation et favorise son utilisation par les cellules ou sa mise en réserve dans le foie, les muscles et... les tissus graisseux.

Ce que les paresseuses peuvent en penser : rien en particulier, sauf qu'il vaut mieux éviter les variations intempestives de votre taux d'insuline (genre fringales de sucre). Les pics d'insuline provoquent une faim de loup et le trop-plein de glucides se transforme en lipides qui font leur nid dans les cellules graisseuses !

Laser

Ce que la science en pense : appareil utilisant des rayons lumineux pour la destruction des lésions et le traitement de la cellulite. En ce qui concerne la cellulite, les traitements au laser sont récents et leurs résultats ne sont pas validés par de véritables études cliniques.

Ce que les paresseuses peuvent en penser : méfiance : n'allez pas dépenser vos sous pour rien !

Lipides

Ce que la science en pense : les lipides ont un rôle énergétique important et sont fondamentaux dans la composition des membranes cellulaires, des noyaux et des tissus nerveux. Il est nécessaire d'avoir un apport suffisant en lipides, car ils entrent en jeu dans l'assimilation des vitamines et la fabrication des hormones.

Ce que les paresseuses peuvent en penser : il en existe de plusieurs sortes. Acides gras saturés, mono et polyinsaturés... ils ne sont pas tous recommandables. Un conseil : ne renversez pas la bouteille d'huile d'olive dans votre salade sous prétexte qu'elle est bonne pour la santé, car vos hanches risqueraient d'en pâtir !

Lipoaspiration

Ce que la science en pense : il s'agit d'aspirer les excès de graisse présents dans les cuisses, les fesses, les mollets et le ventre. La technique a fait ses preuves et peut améliorer considérablement la silhouette à condition que la cellulite soit adipeuse et la peau tonique.

Ce que les paresseuses peuvent en penser : dernier recours de la paresseuse qui a « vraiment » tout essayé, de l'alimentation adéquate à la pratique régulière et intense d'un sport. Également ce par quoi vous serez obligée de passer à 50 ans si vous ne vous bougez pas dès aujourd'hui !

Lipogenèse

Ce que la science en pense : ensemble des mécanismes favorisant la création et le stockage de molécules graisseuses. Le processus dépend d'une enzyme présente dans l'adipocyte : la lipoprotéine lipase. La lipogenèse est favorisée par les excès alimentaires, certaines hormones comme le cortisol (hormone du stress), certains médicaments comme la cortisone et, bien évidemment, la sédentarité !

Ce que les paresseuses peuvent en penser : c'est ce qui vous attend si vous n'avez pas lu ce livre religieusement et si vous continuez à mener une vie de débauche !

Lipolyse

Ce que la science en pense : ensemble des mécanismes entraînant la dégradation des molécules graisseuses. Elle est favorisée par certaines hormones comme l'hormone thyroïdienne (la thyroxine) et l'hormone de la lactation (la prolactine). La période de lactation est le seul moment physiologique qui favorise la fonte des graisses chez la femme !

Ce que les paresseuses peuvent en penser : c'est ce que vous méritez si vous avez lu attentivement ce livre. Bien entendu, vous êtes devenue sportive et raisonnable entre-temps.

Liposuccion

(voir *Lipoaspiration*)

Masse grasse

Ce que la science en pense : encore appelée « graisse corporelle », la masse grasse est présente sous la surface de la peau et dans les profondeurs du corps. En excès, elle peut se révéler néfaste pour la santé, surtout lorsqu'elle se situe autour de l'abdomen. Il s'agit alors d'obésité dite « androïde », car elle touche davantage les hommes, mais se rencontre aussi chez les femmes. Cette forme d'obésité expose aux maladies cardio-vasculaires et se retrouve souvent associée au diabète de type 2.

Ce que les paresseuses peuvent en penser : pas vraiment du bien ! Disgracieuse et nuisible pour la santé, il faut la réduire et la remplacer par des biscoteaux !

Masse maigre

Ce que la science en pense : également appelée « muscles ». La masse maigre n'a que des avantages. Elle brûle plus de calories que la graisse : 1 kg de muscles dépense 30 kcal (contre 5 à 6 kcal pour la masse grasse). Encore faut-il l'entretenir en la faisant travailler régulièrement. À méditer !

Ce que les paresseuses peuvent en penser : que du bien ! Chez un sportif (ou une sportive), la masse maigre dépense environ 10 % d'énergie en plus, même au repos, que chez un non-sportif. Maigrir sans rien faire, c'est le rêve, non ?

Mésothérapie

Ce que la science en pense : technique consistant à effectuer des micro-injections de produits sous l'épiderme, la couche superficielle de la peau. Elle est couramment utilisée en rhumatologie ou en médecine du sport, mais elle peut être aussi proposée dans la prise en charge de la peau d'orange, bien qu'elle ait plus une action sur la circulation veineuse et lymphatique que sur la graisse.

Ce que les paresseuses peuvent en penser : à vous de voir si vous avez une vocation de fakir !

Métabolisme de base

Ce que la science en pense : c'est l'ensemble des dépenses énergétiques liées à l'entretien de l'organisme, au repos complet et à température stable – ce qui représente la composante principale (60 à 70 %) de votre dépense énergétique globale.

Ce que les paresseuses peuvent en penser : les dépenses du métabolisme de base sont en partie génétiques et diminuent avec l'âge. Ne désespérez pas, il y a de l'espoir : plus vous êtes musclée, plus votre métabolisme brûle !

Nutriments

Ce que la science en pense : les aliments sont composés de protides (protéines), de lipides (graisses) et de glucides (sucres). Ces nutriments ont pour fonction première l'approvisionnement en énergie, mais chaque nutriment a aussi toutes sortes de fonctions propres. Les protéines sont les bâtisseurs des cellules ; les glucides sont la principale source d'énergie du cerveau et des muscles, y compris du cœur ; les lipides, stockés dans les tissus graisseux, sont les constituants des cellules, le support de certaines vitamines et une réserve importante d'énergie.

Ce que les paresseuses peuvent en penser : les nutriments ne sont pas libres et égaux en droit, s'agissant tout au moins de votre ligne. La preuve : 1 g de protéines ou de glucides apporte 4 kcal et 1 g de lipides 9 kcal. À vous d'en tirer les conclusions qui s'imposent.

Œdème

Ce que la science en pense : il se traduit par des jambes ou des chevilles gonflées. L'œdème peut être dû à une mauvaise circulation veineuse ou lymphatique ou à un déséquilibre hormonal, sans parler de diverses maladies cardiaques, rénales ou hépatiques.

Ce que les paresseuses peuvent en penser : œdème et cellulite vont souvent de pair, car la cellulite est une accumulation de graisse qui entraîne un épaississement et une désorganisation du tissu fibreux. C'est ainsi que se forme l'œdème, qui augmente la pression d'eau puis comprime les fibres et les cellules. La solution ? Activez votre circulation et ne laissez pas proliférer votre cellulite en bougeant tous azimuts !

Œstrogènes

Ce que la science en pense : hormones féminines qui stimulent les organes sexuels féminins (utérus et glandes mammaires essentiellement). Ils sont sécrétés par les ovaires durant le cycle menstruel.

Ce que les paresseuses peuvent en penser : les œstrogènes sont les grands responsables de votre volume graisseux, à plus forte raison en cas de déséquilibre. Ils sont aussi responsables de votre appétit et de vos envies de sucre !

Phytothérapie

Ce que la science en pense : préparations à base de plantes qui n'améliorent pas directement la cellulite, mais agissent sur des métabolismes qui lui sont liés de près ou de loin et permettent de réduire la rétention d'eau dans les tissus.

Ce que les paresseuses peuvent en penser : la phytothérapie n'est pas une science exacte, mais, à condition de l'utiliser à bon escient, elle vous permettra d'accorder un break à votre organisme surchargé et paresseux.

Progestérone

Ce que la science en pense : hormone féminine secrétée par l'ovaire pendant la seconde phase du cycle menstruel et pendant la grossesse. Elle favorise la fixation et le développement de l'œuf fécondé dans l'utérus. En revanche, certains dérivés de la progestérone sont utilisés comme contraceptifs.

Ce que les paresseuses peuvent en penser : moins directement coupable de votre cellulite que les œstrogènes, la progestérone favorise néanmoins la rétention d'eau en seconde partie du cycle. Évitez de manger trop salé et, si votre syndrome prémenstruel est important, parlez-en à votre gynécologue.

Protéines

Ce que la science en pense : ce sont des macromolécules constituées par l'association d'acides aminés indispensables à tous les tissus (muscles, peau, etc.) ; elles participent aussi au système immunitaire.

Ce que les paresseuses peuvent en penser : n'oubliez jamais que les protéines sont les constituants de la masse maigre ; donc, si vous ne consommez pas assez de protéines, vous deviendrez ramollo. Il faut vous en assurer un apport suffisant : 1 g de protéines par jour et par kilo de poids est l'idéal.

Protides

(voir *Protéines*)

Radicaux libres

Ce que la science en pense : ils sont responsables du « stress oxydatif ». Les radicaux libres sont des éléments chimiques qui ont un électron instable. Ce déséquilibre les incite à rechercher la stabilité auprès d'autres molécules pour s'accoupler et leur donner ou leur prendre un électron – ce qui endommage les cellules.

Ce que les paresseuses peuvent en penser : vous favorisez la production de radicaux libres si vous êtes stressée ou fumez comme un pompier. Un bon conseil : si vous voulez souffler vos 90 bougies, bon pied, bon œil, il vous faudra miser sur les antioxydants contenus dans des aliments sains comme les fruits et les légumes frais, les céréales complètes, l'ail, la viande, les poissons et le germe de blé !

Rétention d'eau

(voir *Œdème*)

Sérotonine

Ce que la science en pense : neurotransmetteur qui intervient dans la régulation du sommeil, de l'appétit et de l'humeur. Les personnes déprimées ou anxieuses ont souvent un déficit de sérotonine. Sa production est favorisée par le sport.

Ce que les paresseuses peuvent en penser : encore une fois, vous n'y couperez pas – au sport ! Quand vous avez le moral à zéro, ne vous jetez pas sur la tablette de chocolat. Enfilez plutôt vos baskets !

Sodium

Ce que la science en pense : il favorise la rétention d'eau et peut faire monter la tension.

Ce que les paresseuses peuvent en penser : « Un peu mais pas trop », telle doit être votre devise. Vous veillerez à être vigilante en ce qui concerne les plats industriels, les conserves, le pain, les condiments et certains aliments qui contiennent quand même du sel malgré leur goût sucré.

Stress

Ce que la science en pense : ni bon ni mauvais en soi, le stress est un syndrome normal d'adaptation. À petites doses, il est indispensable à la survie et à l'évolution, à l'efficacité et à la créativité, mais point trop n'en faut : sinon il devient toxique.

Ce que les paresseuses peuvent en penser : syndrome ou pas, vous devez vaincre votre stress et apprendre à le gérer. Sinon, vous verrez monter votre taux de cortisol – vous savez : la fameuse hormone responsable du stockage des graisses et de la prise de poids.

Tissu adipeux

Ce que la science en pense : réserves de graisses – comprenant le tissu adipeux brun, présent à la naissance, et le tissu adipeux blanc, développé par la suite. Ce dernier est essentiellement composé d'adipocytes blancs et a de multiples fonctions : il assure le stockage et la mobilisation des réserves d'énergie lipidiques, des polluants, des vitamines liposolubles et du cholestérol.

Ce que les paresseuses peuvent en penser : pas que du bien, cela va de soi ! Difficile de se faire une raison même si l'on sait que les femmes sont programmées génétiquement pour stocker de la graisse (il fallait bien tenir le coup pour faire des enfants, même en cas de famine). Le mieux, c'est quand même de limiter les dégâts avec une alimentation équilibrée, pas trop grasse, pas trop sucrée, et... de l'exercice physique !

Tissu conjonctif

Ce que la science en pense : tissu particulier caractérisé par la présence de fibres (collagène et élastine), d'une substance gélatineuse dite « interstitielle » et de cellules appelées « fibroblastes ».

Ce que les paresseuses peuvent en penser : évitez les hauts et les bas ; en clair : ne prenez pas subitement 3 kg en un week-end !

Ultrasons

Ce que la science en pense : les ultrasons à basse fréquence sont utilisés pour augmenter la température des tissus et l'effet de perméabilité cellulaire et décloisonner les tissus.

Ce que les paresseuses peuvent en penser : technique simple qui a le mérite de ne pas être agressive. Malheureusement, elle reste chère. De plus, votre système nerveux risque d'être perturbé et ses effets sont encore mal connus. Le jeu en vaut-il bien la chandelle ?

Yoga

Ce que la science en pense : technique de relaxation et de connaissance de soi, le yoga est plus qu'une simple gymnastique. C'est une approche globale de santé et une discipline rigoureuse qui permet de retrouver énergie, sérénité et confiance en soi. Les différentes postures permettent de lutter contre la nervosité, les tensions musculaires, la fatigue, le surmenage et l'insomnie.

Ce que les paresseuses peuvent en penser : épanouissement, connaissance de soi, bien-être physique et psychologique, sérénité intérieure, le yoga se révélera utile à toutes les paresseuses stressées.

Table des matières

Dans la même collection :

Les Abdo-fessiers des paresseuses
L'Almanach des paresseuses
L'Anglais des paresseuses
L'Armoire idéale des paresseuses
L'Art de se faire épouser des paresseuses
L'Astrologie des paresseuses
La Beauté des paresseuses
La Bio Attitude des paresseuses
La Boîte à paresse
La Boîte détox des paresseuses
Les Bons Plans ventre plat des paresseuses
Les Bonnes Résolutions des paresseuses
Les Bons Plans anticellulite des paresseuses
Le Bricolage des paresseuses
Le Cahier de gym des paresseuses
Le Cahier de vacances des paresseuses
La Cave à vin des paresseuses
Les Coktails des paresseuses
Le Corps de rêve des paresseuses
La Couture des paresseuses
La Cuisine des paresseuses
La Déco des paresseuses
L'Écologie des paresseuses
Extrait de paresse
Le Feng shui des paresseuses
La Fête des paresseuses
La Grossesse des paresseuses
Le Guide de survie des paresseuses
La Gym des paresseuses
Le Gym box des paresseuses
L'Histoire de France des paresseuses
Le Home sweet home des paresseuses
Le Jardinage des paresseuses
Jeune Maman et paresseuse
Le Kama sutra des paresseuses
Le Kama sutra box des paresseuses
Le Kit régime des paresseuses
Le Nouveau Savoir-vivre des paresseuses
Les paresseuses cassent la baraque
Les paresseuses changent de vie
Les paresseuses ne se laissent plus faire
Les paresseuses se marient
Les paresseuses s'engagent
Le Paris des paresseuses
Le PC des paresseuses
La Philo des paresseuses
Le Pilates des paresseuses
Le Poker des paresseuses
La Positive Attitude des paresseuses
Le Prince Charmant des paresseuses
Les Recettes érotiques des paresseuses
Les Recettes minceur des paresseuses
La Recherche de job des paresseuses
Le Régime des paresseuses
Le Régime express des paresseuses
La Santé des paresseuses
Les Secrets de jeunesse des paresseuses
La Sexualité des paresseuses
La Sexy Attitude des paresseuses
Le Sudoku des paresseuses

Le Système D des paresseuses
Le Tricot des paresseuses
Les Vacances des paresseuses
La Vie politique (enfin) expliquée aux paresseuses
La Vie rêvée des paresseuses
Le Vintage des paresseuses
La World Food des paresseuses
Le Yoga des paresseuses
La Zen Attitude des paresseuses

En papeterie :
L'Agenda des paresseuses 2010
Le Répertoire des paresseuses
L'Ephéméride des paresseuses

Les B.D. :
La B.D. des paresseuses
La B.D. des paresseuses 2
Pourquoi j'suis pas aux Maldives ?

Pour l'éditeur, le principe est d'utiliser des papiers composés de fibres naturelles, renouvelables, recyclables et fabriqués à partir de bois issus de forêts qui adoptent un système d'aménagement durable.

En outre, l'éditeur attend de ses fournisseurs de papier qu'ils s'inscrivent dans une démarche de certification environnementale reconnue.

Photocomposition Nord Compo

Imprimé en Italie
par Rotolito Lombarda
ISBN : 978-2-501-05220-7
Dépôt légal : mars 2011
40.8613.8/06